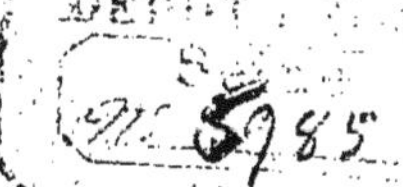

CONSIDÉRATIONS

SUR LE

DÉVELOPPEMENT ET LA CONSERVATION

DES DENTS

ET QUELQUES MOTS A PROPOS DE LEURS

MALADIES ET DE LEUR PROTHÈSE

PAR LE

Dr ROTTENSTEIN

Graduate of the Ohio College of Dental Surgery

PARIS

TYPOGRAPHIE DE GEORGES KUGELMANN

13, RUE DE LA GRANGE-BATELIÈRE, 13.

—

1861

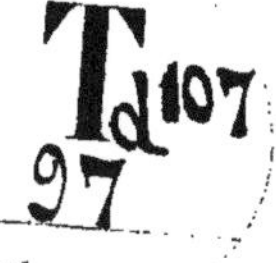

CONSIDÉRATIONS

SUR LE

DÉVELOPPEMENT ET LA CONSERVATION

DES DENTS

ET QUELQUES MOTS A PROPOS DE LEURS

MALADIES ET DE LEUR PROTHÈSE

PAR LE

Dr ROTTENSTEIN

Graduate of the Ohio College of Dental Surgery

PARIS

TYPOGRAPHIE DE GEORGES KUGELMANN

13, RUE DE LA GRANGE-BATELIÈRE, 13.

—

1861

PRÉFACE

Lorsqu'en 1857, je me suis occupé de la publication de ce traité, j'ai compris qu'un semblable travail n'apprendrait rien de nouveau, ni au savant médecin, ni au dentiste qui excelle par sa riche expérience et par son habileté éprouvée. Tout ce que j'ai ambitionné, en présence de ceux-ci, c'était d'appeler leur attention sur quelques sujets particuliers. Or, j'ai destiné mon livre aux gens du monde, à cette jeunesse qui, sous l'influence de la guerre ou de la paix, en ville ou à la campagne, se trouve plus ou moins en rapport avec la clientèle du dentiste. Ce sont eux qui y trouveront des renseignements utiles et, avant tout, ces vues lumineuses et en même temps pratiques que nous devons à l'école Américaine seule. L'Amérique a créé des associations particulières et nombreuses, cultivant l'art du dentiste, et elle a fondé des journaux spéciaux qui en discutent les doctrines les plus variées et communiquent les résultats de la pratique journalière et de ces belles et grandes expériences qui, sous l'influence du parfait accord des praticiens, deviennent si concluantes. Dans ces pays où ont été fondées des chaires spéciales (Colleges of Dental Surgery), de riches laboratoires qui fournissent à l'élève tout le matériel d'une instruction accomplie.

L'ouvrage que nous soumettons aujourd'hui au public a pour but essentiel de faire ressortir la supériorité de l'art dentaire en Amérique et de le rendre populaire. Pour cette raison encore, qu'il nous soit permis de nous adresser avant tout aux mères qui veulent prémunir leurs enfants contre des maux nombreux, et leur conserver en même temps, jusqu'à l'âge le plus avancé, des organes qui exercent tant d'influence sur la digestion et sur la santé générale.

Donc, il faut donner aux dents plus de soins qu'on n'a voulu leur en accorder jusqu'à présent.

CHAPITRE PREMIER

Chez tous les peuples, on considère les dents saines et régulières comme un ornement du visage. Déjà, dans l'antiquité, on prisait l'expression gracieuse que la physionomie emprunte à une belle denture comme un avantage, que l'art dès lors s'étudiait à conserver et à rehausser. « Une femme qui a de belles dents ne saurait être laide, » a dit Jean-Jacques Rousseau.

Les dents concourent, soit à la prononciation, soit à la digestion. Beaucoup de sons, et précisément les plus subtils, ne sauraient être prononcés, s'il existe certaines lacunes dentaires. L'emploi de certains instruments à vent, de même que l'art du chant, exige l'existence de bonnes dents. Le bégaiement même est souvent la conséquence d'une conformation vicieuse des dents; M. le docteur *Ashburner* rapporte des cas où la faculté de parler se perdit entièrement par suite de l'éruption de quelques dents surnuméraires et ne reparut qu'après la rectification de ces rangées dentaires. M. *Serres* cite le cas d'enfants parvenus à l'âge de sept ans, et privés de la faculté de parler par suite du développement tardif de leur système dentaire. Nous voyons de même que les dents ont une grande importance au point de vue physiologique. Le travail et la digestion proprement dite, ne commence, pour ainsi dire, qu'avec la mastication des aliments au moyen de laquelle ils sont mélangés convenablement avec la salive de la cavité buccale. Si on procède à cet acte essentiel d'une façon incomplète et insuffisante, le suc gastrique ne pourra plus dissoudre les aliments et la digestion se trouvera troublée dès le commencement. En s'appuyant sur de nombreuses observations, M. *Carpenter*, célèbre physiologiste anglais, a prouvé d'une manière évidente qu'une mastication incomplète amène à la longue une des maladies les plus rebelles et les plus dangereuses, la dyspepsie. La plupart des personnes qui ont perdu toutes ou une partie de leurs dents ont des maux d'estomac et leur santé se trouve sensiblement altérée. Combien de fois n'a-t-on pas observé que, lorsque dans ces cas tous les médicaments avaient échoué, la maladie venait à disparaître dès que ces personnes portaient des dents artificielles avec lesquelles elles pouvaient convenablement mâcher les aliments.

Si ce qui vient d'être dit est juste, la santé dépend en grande partie de bonnes dents, et l'idée que les dents artificielles ne sont qu'un objet de luxe et de vanité est complètement erronée; en effet, elles aident puissamment la nature à remplir des fonctions essentielles.

Au point de vue physiologique, on pourrait s'étendre longuement sur ce sujet, mais nous renvoyons au chapitre suivant, en faisant observer que les parents, afin de ne pas s'exposer plus tard à des reproches continuels, devraient habituer leurs enfants à veiller avec le plus grand soin à la conservation de leurs dents.

CHAPITRE II .

LES DENTS AU POINT DE VUE ANATOMIQUE ET PHYSIOLOGIQUE.

Les dents diffèrent des autres parties osseuses du corps humain en ce qu'elles ne sont pas sujettes à leurs maladies, et qu'elles ne peuvent pas se reproduire. Composées de substances inorganiques et organiques, elles ne reçoivent que peu de vaisseaux et de nerfs qui les nourrissent et leur donnent la vie. Anatomiquement, la dent comprend trois parties : A, la couronne, B, le collet, et C, la racine.

A. La *couronne* est la partie que l'on voit à l'extérieur;

B. Le *collet* est entouré à son bord externe par la gencive;

C. La *racine* est la partie emplantée dans l'alvéole.

En faisant une coupe longitudinale sur une dent (A, fig. 1), l'on trouve que quatre substances entrent dans la structure de la dent : 1o l'émail; 2o la partie osseuse de la dent, l'ivoire; 3o le cément ou la couche pétreuse, et 4o la pulpe de la dent.

1o L'*émail* est la substance qui recouvre la couronne partout où celle-ci dépasse la gencive; il présente le plus de développement aux surfaces d'incision et de mastication, peu à peu il devient moins abondant et disparaît au collet de la dent. L'émail est la partie la plus dure du corps humain; il est doué d'une force de résistance très grande ; sa surface polie, d'une couleur blanc de perle, réunit la beauté à la solidité.

Lorsqu'on examine la structure de l'émail au microscope, on trouve qu'il est composé de fibres que l'on nomme ordinairement *fibres dentaires*. Les fibres dentaires sont coupées à des distances régulières par d'autres fibres auxquelles on a donné le nom de *fibres transversales*. Les intervalles entre ces lignes sont remplis par des corpuscules prismatiques cristallisés. Les fibres elles-mêmes sont pareillement formées par des corpuscules prismatiques. Les fibres transversales sont l'élément fondamental proprement dit de l'émail, elles comprennent et unissent tous ces petits prismes qui concourent à sa formation.

2° La partie osseuse ou *ivoire* constitue la dent proprement dite, elle est recouverte à sa partie supérieure par l'émail, à sa partie inférieure par le cément. L'ivoire est donc la partie fondamentale et principale de la dent. Au microscope, cette substance présente une structure toute spéciale. En effet, elle se compose de petits tubes très fins d'une grosseur de $\frac{1}{840} - \frac{1}{880}$ de ligne, ayant des cloisons visiblement doubles et qui sont remplies en partie d'un liquide transparent, enpartie de phosphate calcaire non transparent. Ces petits tubes ont leurs plus grandes ouvertures à l'intérieur de la cavité dentaire, ils se bifurquent et se divisent en branches qui, par des ramifications très fines, se portent vers toutes les parties de la surface. Les tubes sont éloignés l'un de l'autre à peu près de 2 à 3 fois leur diamètre et cet intervalle est rempli par les fibres de l'ivoire.

3° Le *cément* ou la *croûte pétreuse* enveloppe la racine; il présente le plus de grosseur à son sommet et devient de plus en plus mince à mesure qu'il s'approche du collet de la dent. Au microscope, cette substance présente une masse diaphane dans laquelle on observe des corpuscules osseux avec des stries de sels calcaires. Ces corpuscules osseux se réunissent par de nombreuses ramifications et constituent la substance du cément. L'analyse chimique donne pour l'ivoire, masse fondamentale de la dent, des éléments constitutifs analogues à ceux qui entrent dans la composition des os, avec cette différence qu'il contient plus de phosphate de chaux, ce qui explique sa plus grande dureté.

D'après l'analyse de Berzelius, l'*ivoire* se compose de :

Phosphate de chaux.	61,95
Carbonate de chaux.	5,50
Hydro-fluate de chaux.	2,10
Phosphate de terre alcaire.	1,05
Gélatine animale et eau.	28,00
	100,00

L'émail, de :

Phosphate de chaux.	85,3
Carbonate de chaux.	8,0
Hydro-fluate de chaux.	3,2
Phosphate de terre alcaire.	1,5
Gélatine animale et eau.	2,0
	100,0

En comparant les éléments qui forment l'ivoire à ceux des os, on trouve que l'ivoire contient à peu près 28 0|0 et les os 33 0|0 de substance gélatineuse animale. Au contraire, l'émail n'en renferme que 2 0/0, aussi est-il plus dur pour protéger la dent contre les influences extérieures. Ceci nous explique encore pourquoi, lorsque l'émail est endommagé ou qu'il est vicieusement constitué, la dent se gâte plus facilement.

4° La *pulpe*, c'est-à-dire la substance nerveuse qui remplit à l'intérieur de la dent la cavité médullaire et que l'on nomme nerf, n'a pas seulement pour rôle important de donner naissance à la dent, mais elle sert encore à cet organe de canal nourricier et le met en communication intime avec l'organisme.

La cavité de la pulpe a une forme qui ressemble à celle de la dent, elle se rétrécit de plus en plus, près du sommet de la racine, et se termine enfin en une petite ouverture qui peut à peine être vue à l'œil nu. Par cette ouverture passent : 1° une très petite branche de l'artère maxillaire inférieure qui distribue du sang artériel à la dent; 2° une veine qui ramène ce sang à la circulation veineuse, et 3° une petite branche du nerf trijumeau qui enlace la pulpe d'un réseau très fin et lui donne cette exquise sensibilité.

A l'extérieur, la racine dentaire est recouverte par une membrane qui pénètre dans l'intérieur de la dent par l'ouverture que présente la racine et entoure la pulpe.

Il y a longtemps qu'on a agité la question de savoir si des vaisseaux vont jusqu'à la partie osseuse des dents. On est généralement d'accord aujourd'hui qu'ils entrent jusqu'à un certain degré dans leur structure.

Non-seulement plusieurs auteurs, comme *James Harris*, *Nasmith* et d'autres, ont, à l'aide du microscope, poursuivi les vaisseaux sanguins jusque dans cette substance; mais la sensibilité qu'on y constate parfois en est une autre preuve.

Pour comprendre les rapports des dents avec les autres parties du corps, il est nécessaire de jeter un coup-d'œil sur le système nerveux. A la partie supérieure de la moelle épinière, naît un nerf que l'on nomme trijumeau ou nerf de la 5e paire. C'est un nerf de sensibilité et de mouvement; il envoie des branches aux dents et, plus loin, dans toute la face. En général, tous les grands troncs nerveux sont en connexion si intime et les ramifications les plus fixes se portent tellement dans toutes les directions qu'un mal de dents, par exemple, peut avoir son siége dans une partie très éloignée du corps. Un estomac délabré, l'état de grossesse, etc., sont souvent, comme on le sait, les causes de ce mal.

Réciproquement, les maux de dents se manifestent souvent aussi dans d'autres organes, comme de nombreuses observations le prouvent. Plus tard, quand nous parlerons de l'influence qu'exercent de mauvaises dents sur la santé générale, nous reviendrons sur ce point.

Finalement, nous ferons encore remarquer que les dents ne sont pas implantées directement dans les mâchoires, mais qu'elles sont reçues dans une substance osso-spongieuse qui tapisse le maxillaire et que l'on nomme *alvéole*.

C'est dans cette substance que la racine des dents se trouve implantée, union qui présente beaucoup d'analogie avec un clou que l'on enfonce dans du bois. Cette union est rendue encore plus intime par la membrane osseuse (périoste), dont nous avons parlé plus haut, qui se trouve entre la racine et l'alvéole et par laquelle des vaisseaux sanguins et des fibres nerveuses sont mis en communication avec la muqueuse de la gencive.

Ainsi, quoique les dents ne semblent pas avoir, au point de vue anatomique, une structure très compliquée, elles présentent néanmoins un concours intéressant d'éléments très variés qui rappelle l'ensemble de l'organisme.

CHAPITRE III

Un Anglais. M. *Goodsir* (1), a fait dans les hôpitaux de Londres, — où il trouvait toute facilité pour son travail, — des études et des observations très approfondies sur le temps et le mode du premier développement des dents, question du plus haut intérêt physiologique. Il rapporte que déjà, la sixième semaine, on peut voir chez l'embryon les vestiges des dents. Dans la septiéme semaine les papilles des premières molaires caduques du maxillaire supérieur commencent à apparaître. A la fin de la dixième semaine on trouve les rudiments des dents de lait qui prennent déjà la forme de la dent.

La substance spongieuse que nous avons mentionnée dans le chapitre précédent et dans laquelle les dents se trouvent plus tard fixées, commence à se développer au troisième mois. Elle entoure les premiers bulbes comme s'ils étaient renfermés dans de petites poches, qui bientôt se resserrent davantage. Au quatrième mois, la pulpe (je veux parler ici du contour de toute la dent) s'ossifie, en commençant par les surfaces d'incision et de mastication et s'étend ensuite sur toute la couronne. Puis la substance osseuse est secrétée par une membrane qui entoure la pulpe. L'ossification de la couronne terminée, la pulpe se prolonge en bas pour former la *racine*. Ceci fait, on observe la secrétion d'un liquide foncé qui devient blanc et dur par une

(1) *Goodsir*, Edinbourg medical and surgical journal. January, 1839.

espèce de cristallisation et qui produit l'*émail* composé entièrement de prismes microscopiques à six faces. Ces phénomènes se passent d'abord sur les points où l'ossification a commencé.

A la même époque où les dents de lait se forment, la nature fait aussi des préparatifs pour les dents *permanentes*. A peu près vers la quatorzième semaine de la vie fœtale, il se forme une excavation en forme de sillon, dans laquelle les germes des secondes dents commencent à s'accroître d'une manière analogue ; et à l'époque de la naissance nous trouvons chez l'enfant 48 dents dans les mâchoires, à savoir les 20 dents de lait ossifiées et les premiers rudiments des 28 dents *permanentes*. Après la naissance seulement apparaissent les germes des quatre dents de sagesse, qui ne se montrent elles-mêmes que beaucoup plus tard.

CHAPITRE IV.

DES DENTS DE LAIT EN PARTICULIER.

Aucune partie du corps humain ne présente dans son développement des phénomènes plus dignes de notre admiration et de notre attention que l'éruption des dents de lait. A quelle époque cette apparition a-t-elle lieu et la dentition sera-t-elle heureuse ? Ce sont là des questions qui, pour la mère et l'enfant, auront bientôt une grande importance.

A l'époque de la naissance, l'extérieur de la pulpe des dents caduques est, comme nous l'avons déjà dit, ossifié et en partie recouvert d'émail. Quoique les racines aient déjà commencé à se développer, elles restent dans leurs cellules jusqu'à l'approche de la période où l'enfant demande des aliments plus fortifiants que le lait maternel. La nature aidant « ces petits joyaux » s'élèvent, peu à peu et par paires ils prennent place dans les alvéoles jusqu'à ce que soit complète cette rangée de perles, qui donne à la physionomie de l'enfant une expression angélique.

Il y a différentes opinions sur le mode d'éruption des dents. Quelques-uns croient que c'est l'effet mécanique de la pression que la petite dent exerce sur la gencive. D'autres l'attribuent à une résorption et disent que la petite dent désorganise, au fur et à mesure qu'elle s'accroît, la gencive qui la gêne ; d'autres encore la considèrent comme une extension de la pulpe qui forme alors la racine. Enfin, d'autres croient, et c'est la théorie qui nous paraît la plus rationnelle, que le passage de la dent se fait par le même mécanisme que celui de l'accouchement. Ils disent que le sac qui contenait la pulpe et qui entoure maintenant la gencive au collet de la dent, peut se resserrer et soulève ainsi la dent du fond de l'alvéole à travers la gencive.

L'époque à laquelle l'éruption des dents a lieu dépend plus ou moins de la constitution des enfants et de leur alimentation.

On cite des cas où des enfants vinrent au monde avec des dents déjà développées, tandis que chez d'autres elles apparaissent à une époque plus ou moins réculée. Ainsi, l'histoire raconte que Louis XIV est venu au monde avec quatre dents. On pourrait croire la même chose de Richard III, dont Shakspeare dit :

« Qui eut des dents avant d'avoir des yeux. »

J'ai moi-même observé deux cas pareils. C'était à Houston, et pendant le mois de mai : un de ces enfants vint au monde avec deux dents, mais comme elles n'avaient pas de racines et qu'elles ne tenaient qu'aux gencives, elles tombèrent. L'autre avait même quatre dents en venant au monde ; les deux inférieures tombèrent, mais il conserva les deux autres, dont les racines ne se développèrent complètement que plus tard.

Beaucoup de médecins conseillent d'éloigner les dents que l'enfant porte déjà en naissant, car, comme les dents vacillent, elles déterminent non-seulement une inflammation locale, mais incommodent aussi beaucoup la mère ou la nourrice. Mais on ne doit pas le faire lorsque les dents tiennent déjà solidement dans les alvéoles, car ces dents ne sont pas seulement utiles à l'enfant pendant les premières années, mais encore c'est d'elles que dépendra la régularité des secondes dents.

En opposition avec ces faits, on mentionne d'autres cas où l'éruption des dents s'est longtemps fait entendre.

M. *Serres* cite le cas d'un enfant dont les dents ne se montrèrent que dans la septième année, et qui pour cette raison avait été privé jusqu'à cette époque de la faculté de parler. Moi-même j'ai vu à New-Orléans un enfant qui était âgé de 15 mois lorsqu'il eut sa première dent, et un autre de 4 mois qui avait déjà 4 dents. Ce sont les deux cas extrêmes que j'ai observés, sans compter ceux que j'ai mentionnés plus haut, où les dents s'étaient développées avant la naissance. M. le docteur *Ashburner*, qui a écrit un excellent mémoire sur la dentition (Londres, 1834), croit que la constitution de la nourrice qui allaite l'enfant peut exercer quelque influence sur le développement des dents, et il cherche à le prouver par le cas suivant : Chez un enfant allaité par une Irlandaise, apparurent déjà le troisième mois deux incisions dans la maxillaire inférieure. Les deux enfants de cette femme avaient pareillement eu des dents le troisième mois. Mais comme le nourrison ne se portait pas bien avec le lait de cette nourrice, on lui en donna une autre ; il fallut alors cinq mois pour que cet enfant eût une autre dent, tandis que les deux enfants de l'Irlandaise eurent de bonne heure encore d'autres dents ; mais ils moururent à la suite de ce développement trop rapide.

Il est hors de doute que le changement de nourriture et d'air modifient souvent la dentition, et il y aurait ainsi des moyens de favoriser ou de retarder le développement des dents. Si par exemple les dents apparaissent trop tôt et déterminent des troubles, — cela arrive ordinairement chez des enfants d'une bonne constitution qui sont allaités par une bonne nourrice, — le *changement de nourriture* sera d'un grand avantage. Au contaire, lorsque le développement des dents se fait trop lentement, on arrivera au résultat désiré par une nourriture plus fortifiante, des promenades en plein air, des bains, en un mot par tout ce qui augmente la circulation du sang. De ce que nous avons déjà dit de l'époque extrême, à laquelle commence la dentition, on voit que l'éruption ne se fait pas d'une manière régulière et qu'on ne peut établir de moyenne certaine pour l'époque à laquelle elle a lieu. Les dents de lait apparaissent par paires et ordinairement dans l'ordre suivant : Du cinquième au huitième mois après la naissance les incisives moyennes du maxillaire inférieur, et huit à quinze jours après les incisives supérieures. Environ quatre à six semaines après l'apparition de celles-ci, les incisives latérales prennent leur place, et toujours en premier lieu celles du maxillaire inférieur. Du douzième au seizième mois apparaissent les premières molaires du maxillaire inférieur, et bientôt après celle du maxillaire supérieur. Les dents canines font leur apparition du quatorzième au vingtième mois, et les deuxièmes molaires du vingtième au trentième mois. A cette époque les vingt dents caduques sont par conséquent parfaitement développées.

CHAPITRE V

DES TROUBLES QUI PEUVENT ACCOMPAGNER LA PREMIÈRE
DENTITION.

Le travail de la dentition s'accomplit ordinàirement sans amener de troubles. C'est du moins la règle chez les enfants biens portants et d'une bonne constitution ; cependant, il n'est pas rare de voir les enfants souffrir lors de l'éruption de quelques-unes de leurs dents.

L'irritation qui accompagne la première dentition paraît avoir pour cause la pression exercée par les premières dents sur la gencive, qu'elles s'efforcent de traverser ; cette irritation varie suivant le tempérament et la santé de l'enfant. Si la résorption marche de pair avec l'accroissement de la dent, l'enfant n'éprouvera pas de douleurs ; dans le cas contraire, celles-ci seront plus ou moins vives.

Les symptômes habituels de la dentition normale sont : une salivation plus abondante ; l'enfant met sa main ou tout ce qu'il peut saisir dans la bouche ; il est agité et demande fréquemment le sein ; la gencive est rouge et brûlante. On observe ces symptômes quelques semaines avant l'éruption de la dent, et ils semblent provenir d'une ossification prématurée ou d'un accroissement trop rapide des dents. Les troubles de la dentition reconnaissent pour causes des affections locales soit de la gencive, soit de la bouche ou des maladies générales ayant leur siége dans d'autres parties ou organes de l'économie. De ces affections locales (celles-ci seules regardent le dentiste, les maladies générales étant du domaine de la médecine), la plus fréquente est l'inflammation de la gencive.

Dans le cas d'inflammation de la gencive, celle-ci est brûlante, plus rouge que d'ordinaire, enflée et très sensible. Ces symptômes sont le plus souvent accompagnés de fièvre et d'un plus grand afflux de sang vers la tête ; le visage est rouge et brûlant, les yeux sont pareillement injectés, et une salive aqueuse coule continuellement de la bouche. Très fréquemment on voit aussi survenir des mouvements nerveux qui ordinairement ne s'étendent qu'à la face ; ils se manifestent chez l'enfant par des contractions spasmodiques ou de brusques soubresauts pendant le sommeil.

Mais ces mouvements spasmodiques augmentent quelquefois tellement d'intensité, qu'on leur voit succéder les convulsions les plus violentes. Dans de pareils cas, on ne se doute souvent guère de la véritable cause qui a produit ces graves symptômes ; on a recours à un traitement général et on ne fait pas attention à la cavité buccale, siége et cause de tous ces accidents que l'on pourrait faire disparaître par une médication locale. Cette médication consiste à faire une simple incision dans la gencive qui aille jusqu'à la dent. Par conséquent, chez des enfants qui ont des spasmes ou des accidents de ce genre, il faut avant tout explorer la bouche. Si l'on y trouve la gencive enflammée, on l'incise, ce qui ordinairement fait disparaître comme par enchantement les symptômes les plus graves. Mais si on tarde de la faire, il se sera bientôt fait un changement organique dans ces parties.

Le savant odontologiste *Bell* fait à ce sujet les remarques suivantes : On voit très fréquemment, pendant la dentition, survenir des troubles cérébraux ; les pupilles offrent une dilatation permanente, la tête ne demeure pas un instant en repos, l'enfant crie et pousse des gémissements plaintifs. Puis viennent des mouvements nerveux auxquels succèdent des convulsions prolongées qui peuvent amener directement la mort. A l'autopsie, on trouve engorgés les vaisseaux du cerveau, quelquefois aussi des épanchements aqueux de formation récente ou ancienne. Pour éviter ces accidents, il suffit de porter une attention suivie et minutieuse sur l'irritation de la gencive; encore faut-il s'y prendre à temps; plus tard, des changements organiques ou des épanchements ont eu le temps de se former, et il n'est plus facile de porter remède au mal.

L'incision, cette opération qui rend de si grands services, a surtout été combattue par les médecins. Voici l'objection qu'ils font : Bien que cette opération soulage l'enfant pour quelque temps, il en résulte cependant une cicatrice qui oppose une résistance plus grande à la dent que la gencive dans son état normal. Mais l'expérience nous a appris que, dans les cas où cette opération est indiquée, la gencive est soulevée et tendue par la pression de la dent, et que, une fois l'incision faite, la dent fait éruption avant que la plaie se soit cicatrisée. D'ailleurs, si la cicatrice se forme avant que l'éruption n'ait lieu, elle ne pourrait opposer à la dent une résistance aussi grande que la structure, de la gencive normale, cette cicatrice se résorbant très facilement. Supposons enfin que cette cicatrice rende l'éruption de la dent plus difficile, on pourra répéter l'opération, qui apporte plus de soulagement à l'enfant qu'elle ne lui cause de douleurs. L'hémorrhagie que détermine cette opération est peu considérable et en général d'un grand avantage pour la gencive enflammée ; on peut du reste l'arrêter facilement. Comme la dent a déjà acquis sa dureté à cette époque, elle ne pourra pas être endommagée par le bistouri. Ce sont là autant de raisons pour le médecin d'avoir recours à cette opération dans un cas donné. Il emploiera en même temps d'autres remèdes qui lui paraîtront appropriés aux circonstances.

Exemples : L'effet salutaire que produit l'incision dans la gencive a surtout été bien décrit par M. le docteur *Ashburner* dans son ouvrage sur la dentition ; il rapporte un grand nombre de cas très remarquables ; nous citerons les suivants :

« Je fus appelé un jour auprès d'une petite fille de quatorze mois. Elle avait une tête volumineuse, les cheveux et les yeux bruns. Je la trouvai dans un bain chaud privée de connaissance et dans des convulsions tétaniques. Les yeux étaient insensibles à la lumière. La molaire antérieure du côté gauche, du maxillaire supérieur, était sur le point de faire éruption. Je fis aussitôt une incision profonde dans la gencive et la capsule ; deux heures après, l'enfant s'était remise complètement, elle avait repris sa vivacité et sa gaîté et jouait dans son bain. »

Lorsque l'irritation est peu considérable, elle ne se manifeste que par des mouvements nerveux de la figure ; mais si elle est plus forte, elle s'étend à la moelle épinière, et les mouvements nerveux deviennent des crampes générales. M. le docteur *Ashburner* dit qu'elles s'étendent assez souvent sur des organes qui ne dépendent pas directement de la moelle épinière. Il donna des soins à un joli petit garçon depuis l'éruption de la première incision jusqu'à l'éruption de toutes les autres dents. Ce garçon était l'enfant d'une famille dans laquelle tous les autres enfants avaient présenté une dentition anormale. Il était d'un tempérament nerveux, il avait les cheveux et les yeux noirs. L'éruption de chaque dent était accompagnée d'une obstruction spasmodique des voies biliaires. Quoique la mère surveillait attentivement le régime de l'enfant, elle constata à l'éruption de chaque dent un manque complet de bile, de la constipation, un peu de fièvre, quelquefois de la toux et du catarrhe, accompagné de mouvements nerveux dans la figure et les doigts, de soubresauts et de bâillements pendant le sommeil et de profonds soupirs. A l'éruption des quatre premières molaires, les accidents présentaient encore plus d'intensité et étaient accompagnés de crampes générales. Des incisions dans la gencive firent toujours cesser les crampes, et un jour l'enfant étant tombé dans un état évidemment épileptique, une incision dans la capsule de la dent fit aussitôt disparaître les crampes.

M. le docteur *Delarue*, de Bergerac, rapporte le cas suivant :
L'enfant robuste, de parents bien portants, âgé de huit mois, vivant à la campagne dans les meilleures conditions et qui avait déjà eu les deux incisives moyennes sans le moindre accident, devint malade le 16 août. Le médecin est appelé le lendemain et constate les symptômes suivants à un degré plus ou moins prononcé : la bouche est sèche, enflammée, à moitié ouverte, la gencive enflée, la région de l'articulation de la mâchoire supérieure présente une coloration d'un brun foncé, la langue

est rugueuse, chargée ; velléités de mordre dans quelque chose
de dur ; la figure est rouge, enflée, la respiration accélérée , du
prurit au nez ; les narines sont sèches, remplies d'un mucus
durci ; les yeux sont enfoncés dans l'orbite, tantôt ouverts, mais
plus souvent à moitié fermés , la pupille fortement dirigée en
haut ; les commissures des lèvres commencent à s'arrondir
(symptômes affreux); la conjonctive est enflammée , la pupille
contractée, d'une grande sensibilité à la lumière ; toux humide,
râle muqueux et gêne considérable dans la respiration, vomisse-
ments fréquents de substances diverses , diarrhée violente avec
matières stercorales vertes , urine rare, rouge, ventre sensible, enflé ; la figure présente une expression de frayeur, le
regard est vif, brillant, et puis terne et abattu ; l'agitation intense
est suivie de somnolence. L'enfant, la tête penchée en arrière,
pousse des cris et des gémissements plaintifs ; soubresauts dans
les tendons et fortes palpitations de cœur, pouls carotidien exa-
géré ; de temps en temps arrêt pendant la succion, soif intense;
dégoût pour les aliments ; la peau est sèche, brûlante, surtout
au front, fièvre violente, au moins 160 pulsations. Voici le
traitement qui fut institué. Je fis une incision le long du bord de
la gencive là où les deux incisives moyennes supérieures devaient faire éruption. Il ne vint que quelques gouttes d'un sang
noirâtre, et l'opération, plus bienfaisante que douloureuse, fit
naître presqu'à l'instant même une lueur d'espoir au milieu de
ces terribles symptômes. Je prescrivis en outre :

1º Deux sangsues aux pieds;
2º De l'eau fraîche comme boisson ;
3º Des lavements émollients;
4º Une cuillerée à café de sirop d'oxyde blanc d'antimoine
toutes les demi-heures ;
5º Pas d'autre alimentation que le sein ;
6º Séjour dans une chambre fraîche, obscure.

La nuit suivante est assez bonne ; une dent perce. Le 18, amélioration sensible, le traitement est continué. Vers le milieu de la
journée, les symptômes s'aggravent. Je prescris deux sangsues,
comme la première fois. Le soir, vers huit heures , l'enfant est
près de mourir. Les dernières sangsues ont donné peu de sang.

Convaincu que cette aggravation doit être attribuée à la seconde incisive supérieure qui ne peut pas traverser la gencive, je fis une seconde incision à cet endroit, et, cette fois-ci aussi, les symptômes s'amendent.

Le 19, au matin, je trouve la nouvelle dent sortie et le petit malade guéri. Depuis cette époque, il a eu quatre nouvelles dents sans le secours de l'art. M. le docteur *Delarue* ajoute que, « pour cette opération, il ne faut pas perdre de vue les deux principes fondamentaux suivants : 1o Ne jamais attendre jusqu'à ce que les forces de l'enfant soient épuisées ; 2o faire une incision assez large et répéter au besoin l'opération, afin de frayer à la dent nouvelle un passage suffisant. » Mais on atteint déjà ce but avec une incision simple pour les incisives et les canines et une incision cruciale pour les molaires. Aussi ne suis-je pas de l'avis de l'auteur que j'ai cité plus haut et en général des médecins français qui, pour aider l'éruption de la dent, enlèvent complètement la gencive qui la recouvre ; je crois cette opération inutile ; en tout cas, elle est plus longue et plus douloureuse qu'une simple incision.

Il n'est pas rare de voir les symptômes locaux manquer complètement ; la gencive qui recouvre la dent présente de l'induration, mais sans rougeur ni sensibilité, la salivation même n'est pas augmentée. Dans ces cas, on ne songe pas à la gencive, quoique les phénomènes généraux soient les mêmes que lorsqu'il y a inflammation. — J'ai eu moi-même l'occasion d'observer un cas remarquable de ce genre. L'enfant d'un de mes parents, âgé de quatorze mois, fut pris subitement d'une diarrhée qui cessa bientôt. Cependant l'agitation continuait, l'enfant se réveillait brusquement et présentait des mouvements nerveux à la face. Le médecin prescrivit une dose de calomel qui n'amena aucun résultat ; pendant ce temps, il était survenu des convulsions très violentes. Je proposai au médecin de me laisser faire une incision à l'endroit où les dents que l'on attendait devaient apparaître : c'étaient les premières molaires. Se basant sur le fait qu'il n'y avait pas de symptômes locaux, le médecin, qui était du reste très intelligent, se refusa à l'opération. L'enfant mourut. J'examinai minutieusement la gencive, et je la trouvai

enflée et induré. Les deux premières molaires supérieures étaient
sur le point de faire éruption. Dans la même famille, une petite
fille de quatorze mois devint malade de la même manière ; cette
fois-ci encore il n'y avait pas d'inflammation locale dans la bouche, et c'est à la dernière extrémité que le médecin se résigna à
me laisser tenter une incision dans la gencive ; les molaires
inférieures, qui, chez le premier enfant, avaient déjà paru,
manquaient ici. Je fis à l'endroit désigné une incision cruciale,
ainsi qu'à la mâchoire supérieure, où la gencive paraissait aussi
indurée. L'enfant s'en trouva bien, et, quelques jours après, les
quatre dents apparurent en même temps

CHAPITRE VI

SOINS A DONNER AUX DENTS DE LAIT.

A la fin de la deuxième année ou au commencement de la troisième, lorsque la dentition s'est faite dans des conditions favorables, il n'y a rien de plus joli à voir que « les lèvres de corail » d'un enfant. Malheureusement beaucoup de parents n'attachent pas une grande importance à la conservation des premières dents de leurs enfants, parce qu'elles ne doivent pourvoir aux besoins du corps que peu de temps, et qu'elles sont remplacées ensuite par d'autres dents plus fortes, qui serviront pendant toute la vie. Les parents ne voient pas une grande perte (et ils sont malheureusement fortifiés dans cette idée par des dentistes) lorsque leurs enfants sont privés tôt ou tard de quelques dents de lait; mais ils ne réfléchissent pas quelle influence fâcheuse la perte prématurée des premières dents exerce sur la beauté et la conservation des secondes. C'est la cause principale de l'obliquité des secondes, et nous devrions nous efforcer, ne fût-ce que pour cette raison, de conserver les dents de lait jusqu'à ce que celles qui doivent les remplacer soient prêtes à prendre leurs places. Si on néglige de prendre les soins nécessaires, il pourra en résulter des suites fâcheuses. La dent peut être attaquée par la carie et la pulpe (le nerf) être mise à nu. Exposée à toutes les influences extérieures, la dent devient alors le siége d'une inflammation accompagnée de douleurs. Non-seulement le petit patient doit subir une opération douloureuse, mais cette opération peut avoir pour conséquence d'en nécessiter d'autres sur les dents qui restent. Si l'on n'arrache pas la dent ou qu'on ne la soumette pas à un traitement convenable pour faire disparaître l'inflammation, celle-ci peut s'étendre à la membrane qui entoure la racine, la suppuration s'établit, et il se forme un abcès au sommet de la racine.

Dans ces circonstances, les dents de remplacement qui sont en partie développées et qui se trouvent immédiatement au dessous des racines des premières, doivent nécessairement être attaquées par le mal, car elles sont, jusqu'à un certain degré, en connexion avec les premières. Les enfants n'étant pas assez raisonnables pour savoir ce qui se passe dans leur bouche, c'est le devoir des parents de veiller à ce que les dents de leurs enfants restent saines. Tout l'art de conserver les dents de lait consiste, dans la plupart des cas, à les tenir propres ; il est très-rare alors qu'il se forme de la carie, car elle commence ordinairement sur les surfaces qui ne sont pas en contact avec la langue ou contre lesquelles les dents ne viennent pas à frotter pendant la mastication. Les dents doivent donc, dès leur apparition, être brossées tous les jours plusieurs fois par la mère ou la gouvernante ; les enfants ayant pris cette habitude dès leur plus tendre enfance se nettoient les dents, de même qu'ils se lavent la figure et qu'ils se peignent les cheveux.

Du savon ordinaire ou de la magnésie pure suffisent pour conserver les dents propres. En outre, les parents doivent envoyer leurs enfants, de la sixième à la douzième année, tous les trois à quatre mois, chez un dentiste ; car c'est à cette époque que commence l'éruption des secondes dents.

Lorsque, malgré tous ces soins, il se formera un dépôt foncé sur les dents, le dentiste devra l'enlever ; mais un tel dépôt n'aura pas de suites fâcheuses, à moins qu'il n'agisse d'une manière délétère sur la gencive. — S'il y a de la carie, et qu'elle soit seulement superficielle, on pourra la faire disparaître à l'aide de la lime ; mais si elle a pénétré dans la partie osseuse, et qu'il soit nécessaire de conserver la dent plus longtemps, il faudra éloigner la masse malade ; on la remplacera par une substance qui soit capable de protéger la dent pendant quelques années contre les influences extérieures, jusqu'à ce que la dent de remplacement puisse prendre sa place dans la maxillaire.

Si la carie est déjà tellement avancée que la pulpe se trouve à nu, qu'il y ait de l'inflammation et des douleurs, il faudra, après avoir ôté de la cavité tout ce qui pourrait irriter la pulpe, apaiser ces douleurs au moyen de calmants. On a recommandé un nombre immense de spécifiques contre les maux de dents ; mais pour le but en question, la conservation d'une dent de lait, le collodion de gutta-percha est le meilleur ; on en porte une goutte dans la cavité nettoyée, sur la pulpe mise à nu.

Le chloroforme qui est contenu dans le collodion calme la douleur, s'évapore, et le gutta-percha reste pour protéger la pulpe contre des corps étrangers qui pourraient l'irriter de nouveau.

Il est rare qu'il soit nécessaire de détruire la pulpe d'une dent de lait. Cette opération n'est pas douloureuse, mais elle ne devrait être faite que par un dentiste expérimenté, parce que, par un procédé imprudent, les secondes dents peuvent être endommagées.

Si la douleur provient d'un abcès, il faut sacrifier les dents, et des deux maux c'est le moindre.

CHAPITRE VII

Les dents une fois formées ne subissent plus de changement, c'est-à-dire elles ne croissent pas, tandis que les mâchoires dans lesquelles elles se trouvent implantées par l'intermédiaire des alvéoles, continuent à grandir dans les mêmes proportions que les autres parties du corps. Si tel n'était pas le cas, un ratelier servirait pour toute la vie ; les dents grandiraient comme les mâchoires et seraient, à chaque période de la vie, en rapport avec les autres parties du corps.

Mais la composition de l'émail ne permet pas ces modifications ; comme le verre, il ne peut s'étendre sans se briser, c'est pourquoi on ne peut attribuer le moindre accroissement aux dents. En effet, les dents diffèrent par là de toutes les autres parties de l'économie, et on n'en trouve que cet exemple dans la nature. Elles paraissent être des os, et, comme telles, exposées à des influences extérieures ; mais elles sont aussi en connexion avec l'organisme.

Quelques anatomistes considèrent les dents comme des annexes du système cutané avec lequel elles présentent, en effet, des rapports intimes et dont elles semblent être formées ; mais, sous d'autres points de vue, elles ont beaucoup d'analogie avec les os. Les os peuvent se casser, et guérissent ; ils peuvent devenir malade et redevenir sains par l'exfoliation ou le rejet des parties malades. Les dents, au contraire, ne subissent pas d'au-

tre modification que celle de la carie. La nature ne les a douées
d'aucune force de reproduction, et elles doivent évidemment
servir à l'homme pendant toute sa vie. Les cheveux et les on-
gles, véritables annexes de la peau, tombent et sont remplacés ;
ils sont continuellement en voie d'accroissement. Il en est tout
autrement des dents : la moindre parcelle enlevée à une dent à
l'époque où elle apparaît devient une perte irréparable pendant
toute la vie. Ce défaut d'accroissement est contrebalancé par la
nature à l'aide du merveilleux travail de la résorption des racines, de l'expulsion des dents de lait et de l'éruption des dents
permanentes.

Chez un jeune enfant, la mâchoire forme un demi-cercle qui
contient les vingt dents de lait ; ce cercle s'étend peu à peu et
forme, chez l'adulte, la moitié d'une ellipse. Cette extension
commence pendant la troisième année et en arrière ; de sorte
que vers la sixième année la mâchoire a gagné assez d'espace
pour une dent permanente. A cette époque, ou vers la septième
année, la première grosse molaire a aussi pris sa place. Ce sont
là les sixièmes dents de chaque côté, en partant du milieu de la
bouche ; malheureusement beaucoup de gens, qui se croient
autorisés à exercer l'art dentaire, les regardent comme des dents
de lait ; ils les arrachent comme telles et font subir par leur igno-
rance cette perte à leurs clients. Nous voyons que, par la sage
prévoyance de la nature, et avant que les dents caduques n'aient
été expulsées, nous voyons, dis-je, lorsque le maxillaire a gagné assez d'espace, apparaître quatre dents permanentes ; le
nombre des dents, grâce à ces quatre dernières, ne sera donc
pas diminué après la chûte des dents de lait, à moins qu'il n'en
manque déjà par cause de maladies ou d'accidents.

De quelle manière la nature fait-elle disparaître toutes les
dents de lait ? C'est là une question qui n'est pas encore suffisamment éclaircie. Déjà les anciens s'étaient occupés de cette
question sans toutefois arriver à des résultats satisfaisants. Grand
nombre d'entre eux croyaient que les dents de lait n'avaient
pas de racines, parce que celles-ci manquent lorsque les dents
tombent ; d'autres pensaient que la couronne tombe, laissant
la racine, qui continuait à croître et produisait la nouvelle dent.

De nos jours, on a adopté la théorie *de la résorption des racines*. Beaucoup d'auteurs attribuent cette résorption à la pression qu'exerce la seconde dent sur la racine de la dent de lait. D'autres croient que la dent de remplacement enlève toute nourriture à la dent caduque; d'autres encore pensent que cette transformation s'opère par l'intermédiaire d'un tuberculé qui serait en connexion avec la dent.

Sans adopter ni l'une ni l'autre de ces hypothèses, nous nous contentons du fait que peu à peu la racine des dents de lait est éloignée, que cette résorption commence ordinairement au sommet de la racine pour s'étendre jusqu'à la limite de l'émail; la couronne, qui n'est plus retenue que par la gencive, tombe et permet à la dent de remplacement de monter avec sa couronne sur « le trône des perles. »

Les dents de lait tombent dans l'ordre de leur apparition, c'est-à-dire en commençant par les dents des maxillaires inférieures, qui sont remplacées avant celles des maxillaires supérieures. Chaque fois qu'une paire a été expulsée et remplacée par une autre, une nouvelle paire commence à tomber.

L'éruption des dents permanentes diffère selon la constitution et l'individualité; cependant on peut, jusqu'à un certain point, établir les périodes suivantes :

Première grosse molaire, de la	5e	à la 7e	année.
Incisives moyennes.	6e	— 8e	—
Incisives latérales.	7e	— 9e	—
Première petite molaire. . . .	9e	— 10e	—
Deuxième petite molaire. . . .	10e	— 11e	—
Canines.	11e	— 12e	—
Les deux grosses molaires. . .	12e	— 13e	—
Dents de sagesse.	18e	— 24e	—

L'éruption des secondes dents se fait plus facilement que celle des premières. L'organisme, fortifié déjà à cette époque, résiste mieux à l'irritation que provoque l'éruption des dents ; en outre, lorsque les dents caduques tombent, les dents de remplacement sont tellement développées qu'elles apparaissent pour ainsi dire immédiatement après celles qui viennent de tomber.

Toutefois, il est des cas, et principalement pour l'éruption des dents de sagesse, qui présentent des phénomènes très-variés, depuis une simple inflammation locale jusqu'à des attaques de nerfs violentes. Ainsi, par exemple, M. le docteur Ashburner rapporte le cas suivant : « Un garçon de douze ans faisait les deuxièmes molaires permanentes du maxillaire supérieur. Cette dent apparut plutôt que l'analogue du maxillaire inférieur, et le travail était accompagné de mouvements convulsifs dans différentes parties du corps. A la fin, il se développa une chorée complète (danse de Saint-Guy) tellement violente que la moindre excitation du malade (quand on le regardait, par exemple) provoquait des spasmes et des contorsions très-intenses ; cette chorée dura trois mois, et se termina enfin, malgré tous les médicaments qu'on avait employés, par une attaque d'épilepsie. C'est dans cet état que je vis l'enfant. En introduisant l'index dans la bouche, je trouvai de chaque côté, derrière la première molaire, une tumeur cartilagineuse (enchondrome) dans laquelle je fis aussitôt une incision ; le malade reprit connaissance, et se rétablit complètement. »

Voici encore un autre cas très-remarquable observé par M. le professeur Ch. West, de Londres (*Medical Times and Gazette*, 6 avril 1861) : « Un garçon de onze à douze ans, en apparence d'une bonne santé, fut pris un matin d'une attaque pendant laquelle sa tête fut tirée à droite. Contorsions de la face, surtout du côté droit ; mouvements nerveux plus violents dans le bras droit que dans le bras gauche. Cette attaque n'avait été précédée et ne fut suivie ni d'insomnie, ni de mal de tête ; en outre, elle ne fut pas accompagnée de perte de connaissance. Les attaques qui suivirent celle-ci présentaient toutes les mêmes symptômes, sauf la troisième, dans laquelle il y eut du délire pendant cinq ou dix minutes. A l'exception de la première et de la troisième, tous ces accès n'eurent qu'une minute de durée, après quoi le garçon reprit ses occupations comme si rien n'était arrivé. Une seule fois, il eut plus d'une attaque dans les vingt-quatre heures. Les intervalles entre deux attaques étaient très-irréguliers, quelquefois il n'y en eût pas une seule pendant huit jours, et puis une par jour pendant trois jours de suite. Il y eut ainsi,

depuis le commencement de juillet jusqu'à la fin de décembre,
plus de cinquante attaques présentant toutes les mêmes carac-
tères et la même intensité ; du reste, cette affection ne paraissait
troubler ni la santé, ni l'intelligence du petit malade. J'ajouterai
encore que les attaques, comme cela arrive souvent dans les cas
d'épilepsie, eurent lieu presque toutes invariablement le matin,
après le réveil du malade, généralement entre sept et neuf
heures.

» Comme traitement, nous donnâmes d'abord des purgatifs
énergiques, puis du valérianate de zinc, mais sans aucun
succès ; enfin, la seconde molaire du côté droit, dans le maxillaire supérieur, étant sur le point de percer, nous fîmes une
simple incision dans la gencive, qui était très-sensible, en dis-
continuant le traitement antérieur. Cette incision n'ame-
nant pas d'amélioration, nous avons prescrit pendant quelque
temps du nitrate d'argent, mais sans résultat.

» L'idée que ces attaques pouvaient être en connexion avec
le travail de la dentition, comme je l'avais déjà pensé avant, me
parut de plus en plus probable, et voici pourquoi : malgré la
continuation des attaques, l'état du garçon n'avait pas tellement
empiré qu'on aurait dû s'y attendre s'il avait eu une affection
cérébrale ; aucun trouble dans les fonctions du côté atteint n'a-
vait suivi les attaques, ce qui serait incontestablement arrivé si
ces attaques avaient été déterminées par une tumeur ou des
tubercules du cerveau ; absence complète de céphalalgie et intégrité de toutes les fonctions générales ; enfin, le caractère anor-
mal de ces attaques elles-mêmes semblait plutôt indiquer une
source excentrique d'irritation.

» En explorant la bouche du petit malade, nous trouvons les
dents des maxillaires supérieurs très-serrées et dépassant les
autres ; la première molaire à gauche est cariée, la seconde n'a
pas encore percé la gencive. Pour tout traitement, je fais extraire
la dent gâtée et j'excise la gencive au-dessus de la seconde molaire. Avant l'adoption de ces mesures, le garçon avait eu six
attaques consécutives dans le courant d'une journée, dont deux
très-violentes, accompagnées de perte de connaissance, comme

dans l'épilepsie. L'extraction de la dent cariée est suivie immédiatement d'une diminution des accès convulsifs ; les attaques deviennent moins fréquentes et moins violentes, et cette amélioration se maintient pendant environ deux mois. La seconde molaire ayant traversé en partie la gencive, nouvelle série d'accès, dont quelques-uns avec perte de connaissance. Une simple incision dans la gencive amène également une amélioration immédiate ; en outre, la dent ayant maintenant percé la gencive presque complètement, les mouvements spasmodiques des bras viennent à cesser, et de tout le formidable cortége des symptômes, il ne reste plus que de légers mouvements nerveux qui se manifestent de temps en temps à la face. »

L'incision est le plus souvent indiquée pour les dents de sagesse. On constate fréquemment une inflammation locale accompagnée d'une douleur sourde qui peut provenir de la pression de la dent sur la gencive et de l'irritation qu'elle provoque. Cependant l'incision est souvent peu efficace pour les dents de sagesse ; le maxillaire n'a pas assez d'espace pour laisser passer la dent qui a pris une position anormale et s'incline vers la deuxième molaire qui l'empêche de sortir. On ne peut remédier à cela qu'en enlevant la deuxième molaire ; car, si on voulait arracher la dent de sagesse, comme elle n'a pas encore percé la gencive, il faudrait recourir à une opération plus longue et plus douloureuse. J'ai vu moi-même deux cas de ce genre.

Une femme de trente-quatre ans souffrait depuis plusieurs années de douleurs de la face ; ses dents, paraissant être saines, les médecins croyaient avoir à faire à une névralgie faciale. La malade me pria d'examiner ses dents, et me raconta ses souffrances sans se douter qu'une opération sur les dents pouvait la guérir. Mon attention fut dirigée sur les dents de sagesse qui manquaient toutes, sauf une (et il y avait déjà plusieurs années que celle-ci avait été plombée avec de l'or), la première et la deuxième molaire avaient été enlevées avant leur éruption.

J'expliquai à la malade que ses douleurs venaient de la pression des dents de sagesse qui n'avaient pas de place pour sortir, en m'appuyant sur ceci, que celle de l'autre côté, où les deux dents molaires avaient été enlevées de bonne heure, était sortie.

La malade parut comprendre, et me laissa faire une incision dans la gencive. Je pus, en effet, sentir la dent ; mais l'opération n'amena pas de résultat, et la malade, comprenant que les dents de sagesse étaient la cause de ses souffrances, me laissa enlever la molaire inférieure et les deux supérieures. Les douleurs, après cette opération, disparurent comme par enchantement, et les trois dents enlevées furent bientôt remplacées par les dents de sagesse.

La seconde observation est toute récente. Un jeune homme de vingt-deux ou vingt-trois ans s'était fait enlever, à la suite d'une douleur sourde, la deuxième petite molaire ; mais la douleur n'ayant pas disparu, il vint me consulter quelques jours après. Il ne pouvait me dire d'une manière précise qu'elle était la dent qui le faisait souffrir ; mais il pensait que c'était la première grosse molaire. Il me montra la dent qui lui avait été arrachée, elle était aussi saine que celle qu'il voulait se faire extraire. Il n'était pas encore sorti de dent de sagesse : je fis donc une incision jusque sur la dent ; mais la douleur ne cessa pas, et comme avec une sonde je crus sentir que cette dent s'inclinait vers la deuxième molaire, j'arrachai cette dernière, et ce qui prouve que je ne m'étais pas trompé, c'est que la dent de sagesse sortit.

Un mois plus tard, les mêmes symptômes se montrèrent de l'autre côté de la mâchoire inférieure ; là aussi il n'y avait pas de place pour la dent de sagesse qui était extrêmement développée. J'enlevai la dent, et toute douleur disparut.

Les dents de sagesse de la mâchoire supérieure ne sont pas encore sorties, mais il semble y avoir assez de place pour leur éruption.

On observe fréquemment un autre obstacle à la sortie des dents de sagesse : la gencive est tellement tuméfiée qu'elle recouvre les dents qui sont déjà arrivées à un certain degré de développement, gêne la mastication et cause souvent des douleurs considérables. Dans ce cas, il est indiqué d'inciser la gencive.

CHAPITRE VIII

DES DIFFÉRENTES ESPÈCES DE DENTS.

On peut diviser les dents en dents simples ou à une racine, et en dents doubles ou à deux ou plusieurs racines.

Les dents à une racine se trouvent sur le devant de la bouche et comprennent, pour les dents de lait comme pour les dents permanentes, deux incisives moyennes, deux latérales et deux canines pour chaque maxillaire.

Les dents à plusieurs racines sont plus en arrière ; elles n'ont pas de surface d'incision comme les premières, mais elles sont unies et destinées à broyer les aliments.

Dans les dents de lait, il y a deux molaires de chaque côté de la bouche, nombre qui sera augmenté, dans les dents de remplacement, de trois pour chaque côté. Pour l'intelligence de ce qui précède, je mets sous les yeux de mes lecteurs le tableau suivant :

DENTS A UNE RACINE.

		Incisives. Moyen. latérales.	Canines.
La 1ʳᵉ dentition donne.	en haut. . . .	2 2	2
	en bas	2 2	2
La 2ᵉ donne. .	en haut. . . .	2 2	2
	en bas.	2 2	2

Total, 12 dents à une racine pour la première comme pour la seconde dentition.

DENTS A DEUX ET PLUSIEURS RACINES.

		MOLAIRES ANTÉRIEURES. (Bicuspidées)		MOLAIRES SUPÉRIEURES. (Multicuspidées.)
La 1re dentition donne.....	en haut. . . .	4	—	»
	en bas.	4	—	»
La 2e donne. .	en haut. . . .	4	—	6
	en bas. . . .	4	—	6

Total, 8 dents à deux racines pour la première dentition. — La seconde dentition produit, en plus, 12 dents à plusieurs racines.

Par ce tableau, on voit que l'enfant a vingt dents de lait qui seront remplacées par trente-deux dents permanentes.

Les dents de lait sont toutes plus petites que celles qui les remplacent. Les incisives et les canines de lait ressemblent dans leur forme aux dents permanentes, avec la seule différence qu'elles sont plus petites. Chez l'enfant, les molaires antérieures ou petites molaires de l'adulte manquent complètement ; c'est pourquoi on ne trouve pas des dents à racine double dans les dents de sagesse. Les molaires de sagesse de l'enfant ont ordinairement trois ou quatre racines. Les molaires permanentes extérieures diffèrent complètement de celles qu'elles remplacent ; elles sont plus petites, pointues, et, par leur forme, elles tiennent le milieu entre la canine et la molaire. Comme les molaires permanentes antérieures sont plus petites que les caduques, dont elles prennent la place, les molaires de lait laissent un espace qu'occupent les incisives et les canines qui seront plus grandes. En sorte que les vingt dents de remplacement, les cinq premières de chaque côté de la bouche du maxillaire supérieur et de l'inférieur, occupent tout à fait la même place que les vingt dents de lait, avec cette seule différence peut-être que les dents de remplacement s'inclinent un peu plus en avant et décrivent ainsi un plus grand cercle. En arrière de ces vingt dents, le maxillaire s'élargit, comme nous l'avons déjà dit plus haut, pour recevoir les molaires et les dents de sagesse de remplacement. Les incisives inférieures sont beaucoup plus étroites que les supérienres et décrivent un demi-cercle plus petit. On nomme les deux dents du milieu de la bouche *incisives moyennes*, et celles qui se trouvent à côté d'elles les *incisives latérales ;* viennent ensuite les canines, puis les deux petites molaires de chaque côté, en bas et en haut, puis deux grandes molaires et une dent de sagesse, les dernières, qui ferment les rangs de chaque côté de la bouche.

Incisives. — Elles se trouvent au milieu de la bouche et présentent une forme conique ; leur surface, du côté de la lèvre, est convexe et polie ; du côté du palais, concave et rugueuse. A partir de leur surface d'excision, elles deviennent de plus en plus grosses jusqu'au collet de la dent, où elles deviennent de plus en plus petites pour se terminer au sommet de la racine. Les incisives ont, comme nous l'avons déjà dit, des racines simples, légèrement arrondies en haut, un peu aplaties en bas, sur leur côté. La longueur et la largeur de leur couronne sont très-variables ; cependant toute la longueur des incisives supérieures mesure à peu près un pouce et celle des inférieures un peu moins. Les incisives moyennes du maxillaire supérieur sont plus larges que les latérales et que les moyennes du maxillaire inférieur, tandis que les incisives moyennes du maxillaire inférieur sont un peu plus petites que les latérales. L'usage de ces dents est, comme leur nom l'indique, de diviser les aliments.

Les *canines* viennent après les incisives latérales ; elles sont au nombre de deux pour chaque maxillaire ; elles débordent un peu les incisives, sont pointues et forment, pour ainsi dire, des coins dans la bouche. Leur couronne est plus convexe que celle des incisives et plus recouverte d'ivoire ; ce sont les dents les plus fortes et qui ont les racines les plus longues. Leur racine est plate et présente un sillon qui semble indiquer la transition des dents à une racine aux dents à plusieurs racines. Elles ont pour but de saisir et de déchirer les aliments.

Petites molaires. — Il y en a quatre pour chaque maxillaire et deux de chaque côté ; elles viennent après le canines. A première

3

vue, les racines sont simples ; mais le sillon que nous venons de signaler pour les canines est plus profond, et il est plus facile de distinguer deux racines : c'est surtout chez les premières petites molaires que les deux racines sont bien marquées.

Grosses molaires. — Il y a six grosses molaires à chaque maxillaire, en y comprenant naturellement les dents de sagesse. Elles sont unies à leur surface et pourvues de protubérances, qui répondent aux excavations des dents sur lesquelles elles se placent ; de sorte que ces tubercules s'engrènent exactement lorsque la bouche est fermée. Les molaires supérieures ont ordinairement trois racines, dont l'une est tournée vers le palais et les deux autres parallèlement vers les lèvres. La troisième molaire ou dent de sagesse est plus petite que les deux autres molaires et ses racines se réunissent dans la plupart des cas en une seule, sur laquelle on peut, toutefois, distinguer chacune d'elles. Les molaires inférieures n'ont que deux racines et les dents de sagesse ordinairement une seule.

CHAPITRE IX

Dans l'état normal, l'arcade dentaire supérieure décrit un arc plus grand que l'inférieure. Les incisives et les canines supérieures dépassent en avant leurs correspondantes d'en bas. Les incisives moyennes supérieures sont beaucoup plus longues que les inférieures; il en est de même des incisives latérales. De cela il résulte que, malgré l'arc plus grand qu'ont à décrire les dents supérieures, les incisives moyennes d'en haut recouvrent les moyennes et une partie des latérales d'en bas; les incisives latérales d'en haut recouvrent la moitié des latérales et une partie des canines d'en bas. Mais comme les autres dents ont la même largeur, cette disposition se continue jusqu'aux dents de sagesse, dont les supérieures sont habituellement plus petites que les inférieures. De sorte que, lorsque la bouche est fermée, une dent répond à deux, et que, lorsqu'une dent est enlevée, celle qui lui correspondait peut encore servir. Cette disposition est la plus ordinaire et la plus belle ; cependant, les dents antérieures d'en haut peuvent correspondre directement à celles d'en bas sans que l'on puisse considérer cette disposition comme anormale. On trouve encore souvent les dents inférieures débordant en avant les supérieures, ce qui tient habituellement à une obliquité ou à un défaut de développement des maxillaires ; mais cependant cette disposition doit être considérée comme normale, puisqu'elles sont régulièrement rangées..

Il en est autrement lorsqu'une ou plusieurs dents sont contournées sur leur axe ou disposées en zig-zag, quoique régulièrement développées. Cette anomalie peut se produire naturellement ou accidentellement. Il faut avant tout, pour que les dents occupent leur place régulière, que les maxillaires aient leur développement régulier, ensuite que les racines des dents de lait soient résorbées. Si ce travail ne s'effectue pas convenablement, un dentiste doit être appelé à le favoriser en temps opportun, ni trop tôt ni trop tard. Si on néglige cette précaution, la dent de permanence peut être déviée de sa position normale, ou bien ne pas sortir du tout.

La couronne d'une dent permanente, par exemple, s'engage assez souvent dans les racines d'une dent de lait qui n'ont pas été résorbées et qui lui barrent le passage jusqu'à ce qu'elles aient été enlevées. Cela n'a pas lieu pour les dents antérieures ; celles-ci n'ont qu'*une* racine, qui, quand elle n'est pas résorbée, n'empêche pas la dent permanente de sortir en avant ou en arrière ; elle les fait dévier.

Outre la position vicieuse, il est encore d'autres anomalies qui se rapportent au temps et à l'endroit de l'éruption, ainsi qu'au nombre et à la forme des dents. J'ai déjà remarqué plus haut que le temps de l'éruption est très-variable ; mais quelquefois elle se fait tellement attendre qu'on doit la regarder comme une anomalie. Combien de fois les dents de sagesse n'apparaissent-elles que dans la quarantième année et plus tard, quelquefois enfin, elles manquent même complètement.

On cite le cas d'une femme qui eut, à quarante ans, les quatre incisives moyennes ; elles sortirent derrière les incisives de lait, qu'elle avait encore ! Je connais à Francfort-sur-le-Mein une fille de vingt-trois ans qui a encore les deux incisives de lait d'en bas ; mais le cas le plus remarquable que j'ai eu occasion de voir me fut offert par un jeune homme de vingt-deux à vingt-quatre ans, auquel j'enlevai une canine de lait dont la racine n'était nullement résorbée.

La dent vacillait, et, en l'ébranlant, on sentait que la racine glissait sur la seconde dent qui se trouvait dessous. De l'autre côté de la bouche, je constatai également la présence de la dent de lait; mais ce qu'il y avait de plus extraordinaire, c'est que les secondes canines étaient déjà sorties et se trouvaient du côté des incisives moyennes, tandis que les incisives latérales n'étaient pas encore venues prendre la place des canines.

Le nombre normal des dents est de trente-deux, seize pour chaque maxillaire; mais souvent il y a des dents supplémentaires, nommées *surdents*. Celles-ci diffèrent par leur forme des dents naturelles, et sont habituellement plus petites; on les rencontre fréquemment dans le maxilliaire supérieur, et elles sont placées soit derrière, soit entre les dents antérieures. Les surdents donnent souvent lieu à des obliquités très-compliquées; il faut par conséquent les enlever le plus tôt possible.

La forme des dents diffère quelquefois dans la même bouche. *M. Fox* avait une dent dans sa collection qui présentait la forme d'une *S* italique; il en avait encore d'autres dont les racines étaient réunies (on les trouve représentées par 4 figures dans son ouvrage), les originaux se trouvent maintenant à Guy's Hospital à Londres. *M. Bell* et d'autres citent des cas analogues. Je possède moi-même une dent qui présente une forme contournée.

Le nombre des racines est de même fréquemment variable pour les dents. Je possède une dent de sagesse dont la couronne est extrêmement développée, et qui a en outre cinq racines nettement séparées. Un canal fait communiquer chacune de ces racines avec la cavité de la pulpe. J'ai enfin une dent canine avec deux racines.

La troisième dentition doit pareillement être considérée comme une anomalie, et quoique ce travail soit nié par beaucoup d'auteurs, il est cependaut hors de doute que la nature se livre quelquefois à des écarts extraordinaires comme le prouvent beaucoup d'observations. Les cas les plus remarquables sont évidemment ceux où, à un âge très-avancé, la nature montre une force génératrice toute juvénile. Ainsi, d'après *le Dublin Quart, Journal of Med. Science*, n° 6, mai 1847, *Marie-Horn* aurait eu encore quelques dents à 103 ans; *Péters Bryan* à 117 ans, et *lady Angélique Domenzieux* à 90 ans. Cette dernière vécut encore

13 ans. Enfin *Marguerite Malville*, qui atteignit l'âge de 107 ans, eut encore quelques dents dans sa 100ᵉ année.

Toutefois, dans la plupart des cas de troisième dentition, les dents sont mal développées, ordinairement elles ne tiennent pas, sont d'une couleur brunâtre, et elles sont plutôt nuisibles qu'utiles dans la mastication ; habituellement aussi elles tombent de bonne heure.

CHAPITRE X

L'OBLIQUITÉ EN PARTICULIER

Pour ce qui concerne la beauté, la santé et la conservation des dents, rien n'est plus à redouter que l'obliquité. Aussi devrait-on la corriger le plus tôt possible, car si on attend, l'opération devient plus difficile, et on a moins de chances de pouvoir ramener les dents à leur position normale. Le redressement devrait se faire pendant la période d'accroissement de l'individu, c'est-à-dire *avant* la dix-huitième année ; mais on peut le faire encore, quoiqu'exceptionnellement, passé cet âge. J'ai même opéré une fois un individu de vingt-quatre ans. Si l'obliquité est peu considérable, et si on en fait disparaître la cause avant l'âge de 18 ans, les dents peuvent bientôt être ramenées à leur position normale à l'aide des doigts ou d'un petit appareil en bois. Dans le cas, par exemple, où l'obliquité est causée par la persistance d'une dent de lait, celle-ci doit être enlevée, et la dent qui s'était déviée, poussée chaque jour à sa place avec les doigts. Si, au contraire, on enlève les dents de lait trop tôt, les alvéoles, et cela peut aussi être produit par une autre cause naturelle, ne se développent pas assez pour faire place aux secondes dents, il en résulte une obliquité.

Si la mâchoire est trop étroite pour contenir toutes les dents (ce qui nécessite très-souvent l'extraction prématurée des dents de lait), on est fréquemment obligé de leur faire une place en arrachant une dent permanente de chaque côté ; mais nous ferons remarquer ici qu'on ne doit arracher, dans aucun cas, pour ce but, une canine ou une incisive qui sont l'ornement de la bouche. En général, l'extraction ne doit être employée que comme un moyen extrême ; si l'opération est nécessaire, on doit choisir la seconde petite molaire, ou bien la première grosse molaire, dans le cas où celle-ci est dans un état tel que sa conservation est peu avantageuse.

La lime devrait être rarement employée pour donner de l'espace aux dents; quoique cet instrument soit souvent d'une grande utilité, on s'en sert mal à propos dans cette opération.

Si l'obliquité est compliquée il faut des appareils spéciaux pour ramener les dents à leur direction normale, que cette déviation soit accidentelle ou naturelle. Pour obtenir ce résultat, il faut souvent des mois entiers, mais un appareil construit et appliqué par un dentiste habile corrige l'obliquité, même dans les cas les plus difficiles. Les appareils de redressement sont très variables; ils doivent se modifier pour chaque cas particulier; je ne les décrirai pas, car je ne m'adresse pas à des dentistes.

Je dirai seulement que pour le redressement des dents, il faut :

1o Un point d'appui solide qui n'ébranle ni n'endommage les dents;

2o Une pression continue, qui varie aux différentes époques du traitement; ·

3o Un appareil léger, incommodant le malade le moins possible;

4o Un appareil aussi peu compliqué que possible.

Si ces conditions ne sont pas remplies, non-seulement le but n'est pas atteint, les dents ne sont pas ramenées à leur position régulière, mais, de plus, celles sur lesquelles l'appareil est appliqué et celles avec lesquelles il est en contact, peuvent en souffrir.

CHAPITRE XI

DIFFÉRENCES DES DENTS AU POINT DE VUE DE L'HÉRÉDITÉ
ET DU TEMPÉRAMENT

Souvent des personnes qui ont de mauvaises dents se demandent pourquoi leurs dents se gâtent de si bonne heure et elles sont étonnées que la nature ne leur ait pas donné des dents qui durent toute leur vie. A cela la réponse est que toutes les douleurs et maladies nous vienent de l'hérédité et de la civilisation. Il est hors de doute que les dents, comme toutes les autres parties du corps, sont destinées à remplir leurs fonctions jusqu'à la fin de la vie et cependant nous trouvons des personnes qui, à la fleur de l'âge, ont perdu toutes ou au moins un certain nombre de leurs dents.

Les influences morbides variées auxquelles l'homme est exposé, ne sont nulle part plus fréquentes et plus nettement dessinées que dans le système dentaire. Ces dispositions individuelles à subir des influences morbides extérieures sont dans les dents si prononcées que, souvent, lorsque toutes les dents n'ont pas encore parues, celles qui sont sorties sont atteintes de carie générale, à progrès rapides, tandis que chez d'autres les dents, soumises aux mêmes influences, se conservent saines pendant toute la vie.

Cette différence que nous observons dans les dents naît avec elles et paraît provenir de la constitution comme de la santé et de l'alimentation des enfants. Comme les dents, une fois formées, ne subissent pas de modifications, elles ne peuvent pas, comme les autres parties et organes de l'économie, devenir par des soins saines et fortes, de faibles et sensibles qu'elles étaient primitivement, et réciproquement devenir faibles et sensibles, ayant été saines et solides. M. *Delabarre* croit que les dents des enfants dépendent de la santé de la mère et de l'alimentation de l'enfant. Si la mère est saine, si son lait est d'une bonne composition, les dents de l'enfant seront saines.

La nature des dents dépend aussi du tempérament, et comme celui de l'enfant tient très-souvent du tempérament du père ou de la mère ou des deux à la fois, les dents y participeront pareillement. Aussi, lorsque la mère n'a pas un bon tempérament et de mauvaises dents, M. *Delabarre* recommande de donner l'enfant à une nourrice bien portante, et ayant de bonnes dents : « J'ai été consulté souvent sur le choix d'une nourrice; j'examine toujours l'état de la bouche ; chaque fois qu'on donne à un enfant né de parents faibles ou qui ont de mauvaises dents, une nourrice saine et robuste, l'enfant est doué d'un bon tempérament et de bonnes dents, à moins toutefois que cette précaution n'ait été rendue inutile par des maladies. »

La nature des dents dépend-elle uniquement de l'alimentation des enfants ? C'est ce que beaucoup d'auteurs révoquent en doute ; mais il est certain que toutes les dents, à l'exception des deuxièmes grosses molaires et des dents de sagesse, s'ossifient pendant que l'enfant est allaité. Il est de même suffisamment établi que l'ossification se fait par l'intermédiaire du sang ; ce qui le prouve, c'est que lorsque l'ossification commence, une plus grande quantité de sang se porte vers la pulpe ; celle-ci est fortement colorée en rouge, et lorsque la masse osseuse que contient le sang s'est déposée, la rougeur disparaît et la substance osseuse se montre avec la couleur qui lui est propre. Le sang est l'élément fondamental de tous les tissus, et sa composition exerce une influence considérable sur le tempérament, et l'alimentation peut le rendre plus ou moins bon. L'enfant doué du meilleur tempérament, devenant malade pendant le temps de l'ossification, peut avoir des dents mal organisées. De même chez un enfant né sain, mais nourri avec un lait de mauvaise qualité, qui ne conlient pas les substances qu'exige le sang pour la sécrétion de la masse osseuse, les dents ne seront pas aussi bien développées qu'elles l'auraient été si l'enfant avait eu une meilleure nourriture. M. le professeur *Harris* décrit cinq différentes espèces de dents : la première espèce est d'une grandeur moyenne, d'un blanc sale, jaunâtre, et d'une structure serrée près de la gencive. On trouve ces dents principalement chez les personnes d'un tempérament sanguin ou chez lesquelles ce tempérament prédomine. Ces dents ne sont pas atteintes de carie dans les conditions ordinaires et elles sont une preuve que celui qui les possède était en bonne santé pendant la période de l'ossification.

Chez ces personnes, il est souvent très-facile de constater quelle influence les maladies exercent sur les dents ; en effet, il arrive souvent que les dents répondent toutes à la description que nous venons de faire, excepté une seule paire de chaque côté de la bouche, qui se sont ossifiées pendant une maladie ; non-seulement on en voit les effets à l'extérieur, mais bientôt elles seront une proie de la carie si on ne prend pas toutes les précautions.

La deuxième espèce est composée de dents d'un aspect bleuâtre et plus longues que les premières. Les incisives sont minces et effilées, les canines rondes et pointues, les molaires sont petites, leurs tubercules aux surfaces de mastication très-proéminents avec des sillons profonds. Ces dents sont très-sensibles, les influences délétères ont facilement prise sur elles, et si on n'en a pas un soin extrême, elles tombent victimes prématurées de la carie. Des dents de cette espèce sont un signe d'une constitution primitivement faible et d'un tempérament qui s'éloigne beaucoup du tempérament sanguin. En outre, on les trouve plus fréquemment chez les femmes que chez les hommes, et principalement dans les contrées malsaines.

La troisième espèce ne diffère pas beaucoup de la deuxième dans sa texture, mais il n'en est pas de même de son aspect. Les couronnes sont beaucoup plus grandes, l'émail est rugueux et d'un blanc sale. Ces incisives supérieures dépassent de beaucoup les inférieures. Les dents se gâtent très-facilement et leur conservation est entourée de grandes difficultés.

Les dents de la quatrième espèce ont un aspect blanc crétacé ; elles sont d'une texture molle, et par conséquent facilement atteintes de la carie qui les détruit très-rapidement.

La cinquième espèce est caractérisée par son émail blanc nacré. Leurs couronnes sont longues et minces et d'une très-belle forme ; mais leur aspect est trompeur, car elles se gâtent très-facilement.

Castell décrit quatre espèces de dents qui ont beaucoup d'analogie avec celles que nous venons d'énumérer. Des dents grandes, fortes, jaunes, qu'on ne trouverait que chez les individus d'une bonne constitution et d'une organisation robuste ; elles sont rarement atteintes par la carie ; la deuxième espèce comprend les dents fortes, du blanc jaunâtre qu'on ne rencontrerait qu'avec un tempérament nervoso-sanguin ; elles deviennent plus facilement malades ; aussi, la carie est ici humide, tandis que chez la première elle est habituellement de nature sèche.

La troisième espèce : les dents d'un blanc de craie, les dents d'un blanc jaunâtre transparent, et les dents crétacées, jaunes non transparentes indiqueraient une diathèse scrofuleuse ou scorbutique. Leur structure serait molle et friable. En outre, elles sont très-sensibles au chaud et au froid et facilemeut attaquées par les sucs des fruits et les mets sucrés.

La quatrième classe est formée par des dents d'un blanc transparent, d'un blanc de craie et d'un blanc bleuâtre nacré. On les trouve chez les individus d'une constitution séroso-lympathique, une diathèse scrofuleuse ou tuberculeuse : elles sont très–belles, ressemblent aux dents de lait et se gâtent aussi facilement que ces dernières.

Il est impossible de décrire les différentes espèces de dents, car elles tiennent toutes leur caractère du degré de santé de l'enfan t à l'époque de l'ossification, du tempérament et de la constitution primitive. Les dents de ceux qui, dans leur enfance, à l'époque où l'émail se formait, ont été atteints d'une maladie éruptive comme de la petite vérole, de la fièvre miliaire ou de la scarlatine, etc., présentent sur la partie de l'émail en voie de cristallisation, des sillons ou des points horizontaux qui semblent indiquer un arrêt de ce travail pendant la maladie. Par ce qui vient d'être dit, on comprendra facilement pourquoi telles dents résistent à toutes les influences délétères, tandis que telles autres ne peuvent résister aux moindres attaques du mal.

CHAPITRE XII

MALADIE DES DENTS. — GÉNÉRALITÉS

La carie est la maladie la plus fréquente des dents ; elle apparaît quelquefois d'une manière si inattendue et fait des progrès tellement rapides, qu'on ne s'en aperçoit que lorsque la plus grande partie de la dent est déjà gâtée, ou que la pulpe est déjà mise à nu et occasionne de la douleur. La carie commence à l'intérieur et débute par une tache foncée ; si l'on éloigne cette tache de l'émail, on trouve la carie dans la substance osseuse de la dent, et quoique l'ouverture de l'émail soit souvent très-peu considérable, la carie peut déjà avoir envahi une grande partie de la dent.

La carie n'atteint pas seulement certains endroits de la dent, elle peut attaquer en totalité les dents. Toutefois, elle envahit de préférence certaines parties, savoir : les surfaces de mastication des molaires et les surfaces latérales qui sont en contact avec les dents voisines ; en un mot, toutes les surfaces sur lesquelles l'émail ne s'est déposé qu'imparfaitement ou sur lesquelles il a été endommagé ; les corps étrangers, tels que les restes d'aliments, s'y déposent facilement sans que la langue ou la salive les enlèvent.

La partie cariée sur des dents dures et bonnes, est beaucoup plus solide et d'une couleur plus foncée que sur des dents molles. Plus les dents sont molles, plus la carie est d'ordinaire claire et humide. On peut, par conséquent, diviser la carie d'après sa couleur en trois classes différentes : en noire, brune et blanche.

La carie noire est dure et on ne la rencontre ordinairement que sur les dents dures ; elle est sèche, à marche lente, et la plus facile à enrayer.

La carie brune est plus molle que la première, la chaux paraît manquer et la gélatine se montre seule sur les parties saines de la dent. Cette espèce de carie a une marche beaucoup plus rapide que la précédente.

La carie blanche diffère essentiellement des deux premières ; sa marche est la plus rapide et la plus difficile à enrayer ; si on y parvient, la dent est très-sensible à l'endroit où la partie malade cariée touchait à la partie saine. La dent paraît dépourvue de gélatine et la chaux se montre pour le moins en excès.

Ces trois classes de carie ne sont pas toujours distinctes, et on trouve souvent la noire se transformant en brune, et la brune en blanche.

CHAPITRE XIII

De toutes les maladies qui sont du domaine de l'art dentaire, il n'en est pas une qui ait été aussi fréquemment le sujet de discussions scientifiques, que la carie des dents. Donner toutes les théories, cela nous mènerait trop loin et intéresserait fort peu nos lecteurs. Dans la plupart des cas, la carie est une décomposition chimique de la substance dentaire, ce n'est pas une hypothèse, mais un fait nettement établi. L'acidité des liquides qui humectent la bouche, est la cause principale de la décomposition de la dent.

M. Donné, qui a étudié d'une manière spéciale les liquides fournis par la bouche et les a minutieusement analysés, dit : « La salive, à l'état normal, est ou alcaline ou neutre, tandis que la sécrétion de la muqueuse buccale est légèrement acide. » La salive peut aussi contenir de l'acide dans certaines maladies. *M. Donné* en a trouvé dans la salive de personnes atteintes de gastrites, et chez des enfants affectés d'aphtes dans la bouche.

M. Regnart dit : « L'inflammation de la muqueuse buccale, la gastrite chronique, et en général toutes les maladies chroniques arrivées à un dégré où la digestion est troublée, sont celles sous l'influence desquelles il se forme de l'acide. » Ces acides attaquent les parties des dents avec lesquelles elles sont le plus et le plus longtemps en contact, et qui ne sont pas suffisamment protégées par l'émail. Il peut se former encore des acides au moyen des restes d'aliments qui se fixent, et se décomposent ensuite dans les intervalles, dans les sillons des surfaces et mastication, ou dans les dents et les racines déjà détruites. Outre les causes que nous venons d'indiquer, d'autres acides, qui ne proviennent pas de la bouche, sont encore souvent mis en contact avec les dents, comme, par exemple, des médicaments, des eaux minérales, des épices que l'on ajoute aux boissons et aux aliments.

En considérant la nature des éléments qui entrent dans la structure des dents, on est porté à croire que des agents capables de détruire l'agrégation de ces éléments, doivent avoir une plus grande affinité pour l'un d'eux, que celui qui les réunit.

Les éléments fondamentaux des dents sont, comme nous l'avons indiqué plus haut, le phosphate de chaux et la gélatine animale. Si on considère maintenant les différents acides, on trouve qu'il n'y en a que quatre qui aient plus d'affinité pour la chaux que l'acide phosphorique, savoir : l'acide oxalique, l'acide tartrique, l'acide sulfurique et l'acide succinique.

Il faudrait donc admettre qu'il n'y ait que ces quatre acides qui puissent exercer une influence sur la dent ; mais les expériences qu'on a faites n'ont pas donné raison à cette théorie.

Les expériences que M. le docteur Westhott a faites à l'école des dentistes de Baltimore, ont donné les résultats suivants :

1o Les acides du règne animal, aussi bien que ceux du règne végétal, décomposent la partie osseuse et l'émail des dents ;

2o Les alcalis n'ont aucune action sur l'émail. La potasse caustique, au contraire, détruit la partie osseuse en se combinant avec la gélatine animale ;

3o Les sels dont les acides ont plus d'affinité pour la chaux et la dent que pour leur base, sont dissous ; et l'acide, par sa combinaison sur la chaux des dents, agit destructivement sur celles-ci ;

5o Les substances animales agissent très peu sur l'émail et sur la partie osseuse. Après vingt jours, on ne trouve qu'un dépôt vert ;

6o L'acide acétique et l'acide citrique détruisent une dent, de telle sorte qu'elle peut être rayée avec l'ongle dans les quarante-huit heures ;

7o L'acide malique détruit pareillement la dent ;

8o Les acides hydrochlorique, sulfurique et citrique décomposent la dent rapidement, même quand ils sont très délayés ;

9o Les raisins détruisent la dent en vingt-quatre heures , de manière qu'on peut la rayer comme de la craie ;

10o Le sucre n'agit pas sur la dent, jusqu'à ce que l'acide acétique se soit formé, et alors il agit comme si on avait employé directement cet acide.

La plupart de ces acides arrivent dans la bouche avec des aliments , des boissons, comme du vinaigre, des pommes, des citrons, etc., et il semble , par conséquent, impossible de les tenir éloignés des dents. On pourrait croire que la salive les délaye tellement, qu'ils ne pourraient exercer aucune influence nuisible sur les dents, mais la température naturelle de la bouche est si favorable à leur action, qu'ils agissent, quoique très délayés d'une manière délétère !

On fait beaucoup d'objections à cette théorie ; on dit que, s'il n'y a que les acides qui aient une influence délétère sur les dents, celles-ci devraient alors être atteintes sur tous les points à la fois, et tout le râtelier devraient en souffrir ! On dit aussi que la carie a quelquefois son siége dans la substance , tandis que l'émail est resté intact ? A cela nous répondons que si réellement la carie débute dans la substance osseuse, cela ne peut avoir lieu qu'à l'extérieur, et, dans ce cas, l'émail présentait un vice de conformation à l'endroit correspondant, ou bien avait déjà été endommagé auparavant ; une simple fissure dans l'émail , par exemple, peut permettre aux liquides de la bouche de pénétrer jusqu'à la partie osseuse. Les sillons de molaires qui vont souvent jusqu'à la partie osseuse, se prêtent surtout à recevoir des restes d'aliments qui s'y décomposent, il en résulte de la carie ; cachée sous l'émail, on ne la découvre souvent que quelques années plus tard, et comme on trouve sous l'émail une cavité déjà grande, on est tenté de croire que la carie a débuté dans la substance osseuse. La même chose a lieu sur les surfaces latérales dont l'émail a été endommagé par la pression, ce qui favorise l'accumulation des restes d'aliments. Donc, si toute la dent ou tout le ratelier n'est pas atteint sur tous les points , cela provient de ce que certains endroits sont plus sujets à la maladie que d'autres.

Les dents qui sont entourées d'un émail épais et poli ne sont jamais atteintes de carie, à moins qu'il ne soit déjà endommagé, et alors le moindre défaut peut exercer une influence délétère.

Il est suffisamment prouvé que les influences extérieures sont la cause de la carie, et non pas, comme quelques-uns prétendent, qu'elle est un travail pathologique semblable en tous points à celui qui a lieu dans les os à la suite d'une inflammation. Ce qui prouve que cette dernière hypothèse est faussé, c'est que la marche de la carie des dents est toute autre que celle de la carie des os, et qu'en outre des corps étrangers même, qui n'ont rien de commun avec la vie, des râteliers faits avec des dents humaines, d'ivoire ou d'hippopotame sont atteints de carie, quoique certainement ils n'aient aucune connexion avec le reste de l'économie.

Les *causes prédisposantes* de la carie sont nombreuses ; nous citerons en premier lieu les maladies qui atteignent l'enfant pendant que les dents s'ossifient et qui troublent son développement. Vient ensuite l'irrégularité ou l'obliquité des dents, d'où il résulte que des restes d'aliments s'y amassent facilement et rendent difficiles les soins de propreté. L'accumulation de tartre, enlevée par des personnes inexpérimentées, endommage aussi l'émail ; puis les dents artificielles faites d'après des principes faux et pour lesquelles on emploie de mauvais matériaux. — Toutes les opérations inopportunes qui ont été faites sur les dents. — Les changements brusques de température dans la cavité buccale produits par des aliments et des boissons trop chaudes ou trop froides donnent lieu à des fissures dans l'émail. — Il en est de même de la pression trop considérable des dents les unes contre les autres. — Les dents et les racines cariées exercent une influence délétère, non-seulement sur les dents qui sont encore saines, mais aussi sur la santé générale. Toutes les maladies d'estomac prédisposent à la carie des dents. En effet, le suc gastrique qui dissout tous les aliments contient, comme l'analyse chimique nous l'apprend, des acides à l'état normal. Mais lorsque la digestion est troublée, l'acide qui se forme en plus grande quantité arrive par des éructations à la cavité buccale ; cet état morbide, venant à se prolonger, agit certainement d'une manière délétère sur les dents. De mauvaises dents sont la cause de maux d'estomac ; et le climat dans lequel on vit peut, dans l'enfance, prédisposer aussi à la carie ; en effet, cette influence, rendant la mère et l'enfant sains ou malade, agit aussi sur le développement des dents. Mais le régime prédispose peut-être plus que toutes les autres causes à la carie des dents.—Il y a, dans l'Amérique du Nord, des tribus d'Indiens qui se sont croisés avec la race blanche et qui ont adopté sa manière de vivre ; à la suite de ce régime, leurs dents deviennent souvent de bonne heure la proie de la carie, qui n'atteint pas d'autres tribus continuant de vivre à l'état de nature. On trouve un autre exemple chez les esclaves : les nègres qui travaillent dans les champs et qui prennent une nourriture 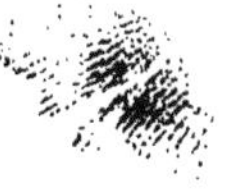 très simple ont ordinairement de meilleures dents que ceux qui sont occupés à la maison, les cuisinières et les servantes, par exemple, qui prennent la même nourriture que leurs maîtres. On constate aussi chez les nègres l'influence qu'exerce le climat sur les dents : ceux du Mississipi, qui, pour la plupart, sont nés sur les bords de ce fleuve, où, comme l'on sait, il règne beaucoup de fièvres, n'ont pas les bonnes dents que l'on admire dans les climats plus sains du Nord. Je crois que les dents des nègres du Sud se gâtent aussi facilement que celles des blancs ; cela dépend sans doute beaucoup de la négligence des noirs qui nettoient rarement leurs dents. En général, on peut admettre que les nègres qui habitent les contrées saines du Nord ont de meilleures dents que les blancs ; j'ai, du reste, la conviction que, par le croisement de la race noire avec la blanche, la première gagne en intelligence, tandis que, quant à leur organisation physique, les mulâtres et les quarterons deviennent beaucoup plus faibles et plus sensibles, ce qui fait que leurs dents sont aussi plus facilement atteintes de la carie.

CHAPITRE XIV

PROPHYLAXIE ET LA CARIE

Avant de passer au traitement de la carie, nous donnerons
quelques règles prophylactiques. Pour ce qui est des conditions
nécessaires, nous les avons indiquées plus haut. Lorsque les
dents se trouvent dans leurs lignes et qu'elles sont saines, il faut
seulement les tenir propres. Lorsqu'elles occupent une position
irrégulière dans l'arcade, il faut les placer dans leur direction
normale ; nous avons déjà donné les moyens d'atteindre ce
but, dans le traitement de l'obliquité. Quelle est le meilleur
moyen de tenir les dents propres ? C'est là une question inté-
ressante pour ceux qui aiment la propreté en général et qui
tiennent à conserver leurs dents, ce qu'ils ne peuvent obtenir
qu'avec beaucoup de soins. Le matin comme le soir et après
chaque repas, on devrait se nettoyer les dents. Les cure-dents
formés d'une substance élastique comme les plumes d'oie, sont
préférables aux cure-dents métalliques; mais rien ne vaut l'emploi d'un fil passé, après chaque repas, entre les dents.

Quant au choix des brossses à dents, elles doivent être auss
dures que possible sans cependant occasionner des douleurs.
Beaucoup de personnes n'osent pas se brosser les dents parce
que la gencive saigne lorsqu'ils se brossent; mais celle-ci saigne
parce que les dents n'ont pas été tenues propres, et il est très
bon de brosser ses gencives, sans toutefois le faire avec
une brosse trop dure au commencement. Si on continue à

se brosser les dents régulièrement et si l'eau que l'on emploie
pour se laver la bouche est propre, la gencive sera bientôt dure
et saine et ne saignera plus. Quant au choix de la poudre dentifrice et de l'eau pour laver la bouche, il faut être extrêmement
prudent, car les poudres qui rendent les dents les plus blanches ne
sont pas les meilleures. Ces poudres, vantées dans tous les journaux comme infaillibles par les charlatans, les parfumeurs, etc.,
contiennent, pour la plupart, des acides qui rendent certainement les dents très blanches, mais toujours aux dépens de
l'émail. Si l'acide contenu dans les poudres dentifrices a plus
d'affinité pour la chaux (élément principal de la dent, comme
nous l'avons dit), il se combine avec elle et forme un sel qui lui
correspond. De la sorte, les parties calcaires de l'émail sont enlevées peu à peu, l'acide atteint ensuite la partie osseuse, et les
dents sont détruites par une cause qui était primitivement des-
tinée à les conserver.

La poudre dentifrice et l'eau que l'on emploie pour la santé
et la propreté des dents doivent, pour atteindre leur but, remplir les conditions suivantes :

1° Une action mécanique suffisante pour éloigner le dépôt des
dents ;

2° Des principes qui exercent une influence salutaire sur les
gencives ;

3° Des substances qui puissent dissoudre les acides de la
bouche;

4° Des substances qui donnent à la bouche un goût et une
odeur agréables.

1° L'emploi de la brosse et de l'eau produit l'action mécanique
en question; mais si cela n'est pas suffisant pour éloigner les dé-
pôts qui se sont formés sur les dents, il faut employer une poudre renfermant dans ses éléments des substances qui jouissent
de cette propriété.

2° Quant aux substances qui agissent comme des topiques sur
les dents, il y a les stimulants, les astringents et les toniques. Les
acides étant dissous par les alcalis, il faudra, par conséquent,
employer ceux-ci ou leurs sels. On devrait nettoyer les dents une
fois par jour avec une poudre de cette sorte et avec une bonne

brosse, savoir : le soir, avant de se coucher, car c'est ordinairement le soir que l'on mange des douceurs, des sucreries, etc.,
qui s'attachent facilement aux dents et les endommagent beaucoup plus lorsque le corps est en repos que lorsqu'il est en acti-
vité, la sécrétion salivine étant alors plus abondante. On emploie
fréquemment le charbon de tilleul pour nettoyer les dents
quoiqu'il n'agisse pas chimiquement sur les dents, il est nuisible à la gencive. En effet, le charbon en se déposant entre
le collet de la dent et la gencive, communique à celle-ci un
aspect bleuâtre disgracieux; il produit, en outre, de l'inflammation par l'irritation qu'il provoque et agit ainsi d'une manière
délétère sur la dent et la gencive à la fois. En ajoutant un sel au
charbon, comme on le fait souvent, il devient encore plus nuisible. La cendre de cigarre ne nuit pas, mais elle est sans utilité et très sale. Si une raison quelconque s'oppose à l'emploi
d'une bonne poudre, on peut la remplacer par du savon pur non
parfumé. L'impression désagréable qu'il laisse à la bouche n'est
que passagère, et il nettoie très bien les dents sans les endom-
mager. Lorsqu'il n'y a plus de dépôt sur les dents et qu'on les
brosse tous les jours, matin et soir et après chaque repas, de
l'eau pure et la brosse suffisent. Si l'on se sert de poudre, on ne
doit le faire que de temps en temps.

Pour conserver les dents, il faut, en outre, éviter de s'en servir lorsqu'il n'est pas nécessaire comme, par exemple, pour
casser des noix ou d'autres substances dures, ce qui peut ébré-
cher ou briser les dents. Les femmes et les jeunes filles qui sont
occupées à des travaux d'aiguille doivent éviter de couper le fil
avec leurs dents. Mais malgré toutes les précautions qu'on prend,
les dents peuvent se gâter quelquefois; dans ce cas, il faut s'a-
dresser à un dentiste habile.

C'est ici le lieu de donner à mes lecteurs quelques indications
pour leur recommander de la prudence dans le choix de leur
dentiste et de ne pas se laisser prendre aux réclames de bon
marché, qui ne peut être que fictif.

Si l'on fait bien attention à ses dents et qu'elles soient assez
souvent examinées et traitées par un bon dentiste, on n'aura

probablement jamais besoin des secours de l'art et par conséquent pas de dépenses à faire.

Pour tous les travaux d'art on n'emploie, on ne doit employer
que les meilleurs matériaux. Comment est-il possible alors que
les dentistes plombent des dents à si bas prix que les matériaux seuls, s'ils étaient bons, leur coûterait le double?

Or, comment se fait-il qu'on pose des râteliers pour un peu
plus que ne vaut le métal dont ils devraient être faits? Je laisse
à mes lecteurs le soin de répondre à ces questions, en les assu-
rant que les travaux dentaires que l'on fait habituellement à si
bon marché deviennent à la fin les plus chers.

CHAPITRE XV

Il n'y a pas une seule maladie du corps humain qui puisse être traitée avec moins de douleurs et avec un plus grand succès que la carie des dents. Si l'opération est faite en temps opportun par un dentiste habile, cette maladie pourra toujours être enrayée et la dent ou les dents se conserveront pendant toute la vie, à moins que la carie ne se montre sur un autre point de la dent. Lorsque cette opération échoue, la faute en est, dans la plupart des cas, à la maladresse du dentiste. Nous devons admettre trois phases ou périodes différentes dans le traitement de la carie.

Dans la première période, l'émail seul est atteint et la partie cariée peut, le plus souvent, être enlevée à l'aide de la lime.

Dans la deuxième période, la carie s'étend plus loin ; l'émail et la partie osseuse sont décomposés. Il faut alors racler les parties malades et remplir la cavité par une matière qui ne se décompose pas dans la bouche et qui soit capable de tenir éloignés de cette cavité l'air et les liquides.

Dans la troisième période, la carie a fait des progrès tels que la pulpe (ou le nerf) est mise à nu et exposée aux influences extérieures. Je passerai ces trois phases rapidement en revue.

1o Si les dents sont limées avec prudence et adresse, c'est une opération efficace contre la carie superficielle, et cependant, de toutes les opérations que fait le dentiste, il n'en est pas une qui soit exposée à un préjugé plus grand et plus universel que celle-ci. Quelque simple qu'elle puisse être, pratiquée par des opérateurs maladroits elle aura pour le malade des suites funestes qui ne pourront jamais être réparées. Des milliers de dents peuvent ainsi être perdues par cette opération.

J'ai dit, dans le chapitre précédent, que toute perte de l'émail prédispose à la carie ; on peut donc se demander : Pourquoi se servir de la lime, puisque son effet est d'enlever l'émail ? La réponse à cette question est facile : L'émail est malade, ce n'est donc pas une perte. La surface limée doit être parfaitement polie ; il ne doit rester de trace de la lime qu'une dépression, que le malade doit soigneusement tenir propre.

Les Brahmanes ont les dents magnifiques ; ils en font des dieux et prennent tous les soins possibles pour les conserver ; ils les liment toutes, et, pour les tenir polies, ils placent dans les intervalles un morceau de bois tendre. Je ne veux pas dire qu'une surface limée ait la même force de résistance que l'émail sain, je ne voudrais pas non plus qu'on crût que je recommande de limer les dents saines ; loin de là, je voudrais qu'on n'employât la lime que comme remède. Qu'on s'en serve, mais qu'on n'en abuse pas.

Pour le plus grand nombre des malades, la lime est désagréable, pour plusieurs même douloureuse. Une fois l'opération commencée, il faut l'achever, sans cela on a diminué le mal, mais on ne l'a pas fait disparaître. Dans ces cas, il arrive souvent que le dentiste ne lime pas assez, par ménagement pour le malade et par la crainte de le faire trop souffrir ; mais c'est une fausse pitié, et il vaudrait beaucoup mieux ne pas faire du tout l'opération. C'est dans ce cas qu'on peut dire avec raison : « Plutôt rien qu'à moitié. »

La lime ne doit jamais déparer l'extérieur de la dent, et lorsqu'on voit des intervalles en 'arc (que la lime a produits) c'est toujours l'œuvre de charlatans.

Les parties voisines des dents doivent toujours être saines, et, dans aucun cas, il ne faut pratiquer cette opération lorsque les dents sont atteintes d'une maladie, d'un inflammation aiguë ou chronique par exemple. Si donc il existe de ces maladies, il faut

avant tout les guérir. En général, ce principe ne doit pas être
perdu de vue dans la plupart des opérations sur les dents.

DE L'AURIFICATION.

Si *l'aurification* est la plus difficile et la plus belle opération
que le dentiste soit appelé à faire, ce n'est que par elle qu'on
est sûr de guérir la carie profonde. Le dentiste qui comprend
cette opération et qui la pratique avec de bons matériaux et de
bons instruments est toujours certain de la réussir. On connaît
beaucoup de cas où des dents plombées depuis trente, quarante
et même cinquante ans, remplirent toujours leurs fonctions.

A Philadelphie et à New-York, où le célèbre *Hudson* exerçait
son art, il y a eu beaucoup de cas de ce genre. J'ai vu des dents,
à Francfort, qui avaient été plombées à Philadelphie il y avait
trente-cinq ans et qui, à en juger par leur aspect, étaient aussi
bonnes que trente-cinq ans auparavant.

M. le Dr *Parmly*, un vieux et célèbre dentiste de New-York,
dit : « Si la conservation vaut la guérison, elle implique les
deux ; or, par l'opération du plombage, si celle-ci est faite avec
adresse, on atteint les deux résultats : la conservation et la guérison. » On peut plomber les dents le plus souvent sans causer
la moindre douleur au malade, et si la partie osseuse était réellement sensible, il serait facile de faire disparaître cette sensibilité. Après que la dent a été plombée, la chaleur ou le froid agissant sur le métal, elle peut devenir quelque peu sensible aux
influences qu'exercent sur elle les boissons chaudes ou froides ;
mais cette sensibilité ne sera que passagère. Pour bien plomber
une dent, il faut avant tout de bons instruments et savoir s'en
servir comme il faut, ensuite des matériaux purs et bien prépa-
rés pour que l'aurification ne dure pas trop longtemps. L'écoulement de la salive est quelquefois si considérable vers cette
ouverture qu'on ne peut l'en tenir éloigné qu'avec beaucoup de
peine et de patience ; aussi, dès que la moindre humidité péné-

tre dans la cavité, l'opération doit être considérée comme manquée.

L'opération terminée, ni l'humidité, ni l'air ne doivent arriver jusqu'à l'extérieur de la cavité. Quant à l'extérieur de l'aurification, il devra être comme si on avait versé du métal fondu dans la cavité ; sa surface ne doit pas être rugueuse, mais unie et polie. De même, il ne faut pas que l'aurification, une fois terminée, cause des douleurs.

Pour plomber les dents, on a déjà employé un très-grand nombre de substances, et tout d'abord, comme le nom l'indique, le plomb ; mais aujourd'hui il n'y a guère que les plus mauvais charlatans qui s'en servent encore. Il s'oxyde facilement dans la bouche, et, si on l'emploie en grande quantité, il peut nuire à la santé. L'argent est nuisible pour les mêmes raisons ; on ne peut pas bien travailler le platine ; le gutta-percha et d'autres substances de ce genre ne résistent pas assez longtemps. Le métal d'Arcette qui est composé de bismuth, de zinc et de plomb, et que l'on porte à l'état liquide dans la dent, a gâté déjà plus de dents qu'il n'en a guéries. Le ciment d'argent et de mercure est le plus nuisible, surtout dans les mains de charlatans, aussi a-t-il déjà fait beaucoup de mal. Je pourrais encore citer d'autres substances sur lesquelles on a fait des essais, mais la seule qui se soit montrée efficace c'est l'or et peut-être le zinc. — L'or que l'on emploi pour plomber les dents doit être avant tout très-fin et finement laminé. L'art de préparer cet or a été porté en Amérique à un tel degré de perfection, que les meilleurs dentistes d'Europe en font venir leur or. L'or, à l'état cristallisé, peut aussi être employé avec avantage ; mais l'opération n'est plus la même et exige d'autres instruments.

TROISIÈME PÉRIODE, CARIE COMPLIQUÉE

Depuis longtemps les dentistes cherchent à traiter avec succès la carie, lorsque la pulpe est mise à nu ; mais, jusqu'ici, on n'y est pas parvenu d'une manière complète. On n'a bien réussi cette opération qu'en Amérique. Pour arriver à ce résultat, on a employé les moyens les plus divers, comme les caustiques, les irritants et les astringents. On a couvert les pulpes pour les protéger, on a percé des trous dans le canal dentaire pour prévenir toute collection de pus; mais, malgré toutes ces précautions, il est rare qu'on réussisse à plomber une dent de façon à conserver le nerf ou la pulpe. Si on plombe une dent par dessus un nerf intact et qu'il reste la moindre irritation, elle s'enflamme, et, à la suite de l'inflammation, il se forme du pus, ce qui nécessite souvent l'extraction de la dent. Le procédé qu'on suit actuellement en Amérique pour le traitement de ces dents, consiste à détruire le nerf à l'intérieur et à remplacer l'espace vide avec de l'or jusqu'au sommet de la racine. Cela empêche naturellement le pus de s'amasser dans le canal du nerf.

On ne doit pas détruire la pulpe par l'extirpation ou par la cautérisation, moyens qu'on préconisait il y a quelque temps et qu'on emploie même encore aujourd'hui; mais les agents chimiques sont préférables et ne causent ordinairement aucune douleur.

Pour plomber ces dents, il faut beaucoup de patience, d'expérience et d'adresse; mais c'est le seul moyen rationnel qui donne chance de succès dans les cas de ce genre.

Quant à la question de savoir quand, comment et avec quoi il faut plomber les dents, la Société des dentistes américains l'a résumé de la manière suivante. Je cite textuellement le cas établi par les autorités de cette Société; ce résumé ne donne que ce qui est incontestablement vrai :

« 1º Les dents, dans leur état normal, sont exposées à des influences extérieures nuisibles, et de nombreuses causes les livrent à la destruction par la carie. Il se forme des cavités dans l'émail et la partie osseuse qui peuvent être remplies ou plombées à l'aide d'un traitement opportun et de l'adresse, et on peut conserver ainsi les dents non-seulement des années, mais pendant toute la vie.

» 2º L'*or* est la seule substance qui se soit montrée efficace pour cet important emploi.

» 3º Le *zinc* peut être employé avec sûreté; mais il dure peu en comparaison avec l'or, et on ne peut pas s'y fier. En somme, il n'y a que peu de cas dans lesquels on ait employé l'or avec plus de succès que le zinc.

» 4º Le succès de cette délicate et importante opération dépend plutôt de l'adresse de l'opérateur que de la substance qu'on emploie. On devrait toujours laisser assez de temps au dentiste pour qu'il puisse former dans la dent malade une cavité telle que le cas l'exige.

» 5º La sensibilité de la dent ou des parties voisines ne devrait jamais servir d'excuse aux malades pour empêcher l'opérateur de faire la cavité ou d'établir la pression qu'exige cette opération convenablement faite. L'aurification doit être faite, en sorte que la dent plombée soit aussi dure que possible et aussi impénétrable à l'humidité que du métal fondu.

» 6º Dans beaucoup de cas, il faut, pour bien introduire le métal, enlever une portion de la partie saine de la dent, soit en la râclant, soit en la limant, ce que les patients cherchent souvent à empêcher à cause de la douleur que leur font ressentir ces manœuvres. (Cette objection ne devrait jamais être faite à un dentiste habile.)

» 7º Souvent il devient nécessaire de séparer les dents avant de les plomber, pour les inciser surtout ; il serait bon, au lieu de limer, d'établir une séparation provisoire, ce qui peut être effectué par du coton, du bois ou de la gomme.

» 8º Aux membres de cette Société, qui conservent et son autorité et les principes de l'art dentaire, il est défendn d'employer l'amalgame (ciment minéral) que l'on porte encore dans la dent. Il est prouvé que cette substance ne se prête nullement à remplir favorablement une dent, même dans les mains des meilleurs dentites qui en recommandent l'emploi.

» 9º Beaucoup de dents sont déjà, par leur structure, plus sujettes à la carie que d'autres. Quelle que soit la cause de ces dispositions, il devient souvent très-difficile de conserver ces dents ; il faut, par conséquent, une grande adresse et les meilleurs matériaux pour réussir cette opération.

» 10º La plus grande difficulté qu'on rencontre dans l'aurification c'est la négligence des malades, qui attendent que les nerfs soient mis à nu et les dents douloureuses ou tellement gâtées que leur conservation est devenue souvent de peu d'importance.

» 11° Une cavité n'est jamais trop petite pour être plombée, si l'émail est foncé et la partie osseuse déjà atteinte.

» 12° Une dent dont le nerf est mis à nu peut être sauvée pour toujours, dans des conditions favorables, si la pulpe est enlevée de la dent et remplacée par de l'or. »

Ceci posé, il ne reste plus rien à ajouter qui puisse, en général, intéresser le lecteur.

CHAPITRE XVI

DU MAL DE DENTS

Le mal de dents est le symptôme d'une maladie qui a son siége soit dans la dent elle-même, soit dans une autre partie du corps, ce qui est moins fréquent. La douleur elle-même est de nature très-diverse ; d'une sensation désagréable, elle peut aller jusqu'à la souffrance la plue atroce. Elle peut se faire sentir dans une dent ou dans plusieurs à la fois, passer d'une dent à une autre ; elle peut durer des heures et des jours, enfin, présenter des intermittences à périodes régulières ou irrégulières.

Les causes qui produisent le mal de dents sont très-nombreuses ; mais les causes principales sont : l'inflammation de la pulpe (dentaire), l'inflammation de la membrane qui entoure la racine de la dent ou un état de simple irritation nerveuse. Mais les congestions, les maladies des organes de la digestion, le rhumatisme et la goutte peuvent aussi fréquemment être la cause du mal de dents.

L'inflammation de la pulpe dentaire est ordinairement produite par des irritations venant du dehors. Quand, par exemple, des fragments de dent cariée, des restes d'aliments ou d'autres substances se déposent dans la cavité de la dent et irritent le nerf par leur pression, il en résulte alors de l'inflammation ; mais cela n'arrive pas toujours pour une pulpe qui est mise à nu : elle peut être exposée pendant des mois à ces influences sans qu'il y ait le moindre symptôme d'inflammation. Combien de fois ne trouvons-nous pas des dents qui sont détruites jusqu'à leurs racines sans que la moindre douleur se soit manifestée ! L'inflammation peut encore se produire si on a reçu un coup sur la dent ou si on a mordu un objet très-dur. — Il y a plusieurs degrés d'inflammation comme il y a différentes causes qui la produisent ; aussi longtemps qu'elle a son siége dans la dent elle-même, la douleur n'augmente pas par la pression, comme cela arrive lorsque l'inflammation a envahi la membrane extérieure de la racine. Ordinairement l'inflammation ne siége pas seulement dans l'intérieur de la dent, elle envahit bientôt la membrane de la racine et les alvéoles, et si elle est de nature aiguë, c'est-à-dire à marche rapide, il se formera bientôt une fistule ou un abcès dont le pus s'écoule quelquefois par le collet de la dent. La douleur pulsative dans l'inflammation de la pulpe provient de l'afflux du sang dans les vaisseaux de cette membrane si riche en fibres nerveuses et, par conséquent, si sensible. Ceux-ci exercent sur les cloisons osseuses et inextensibles de l'intérieur de la dent, une pression d'où naît la douleur. Les douleurs pulsatives sont produites par les battements de l'artère qui fournit le sang à la pulpe ; aussi la douleur augmente à chaque battement de l'artère et surtout la nuit, lorsque le corps, occupant une position horizontale, la force d'impulsion du cœur devient plus énergique et plus rapide.

Le mal de dent qui est produit par une irritation nerveuse et que l'on nomme le mal de dent névralgique ou sympathique, vient le plus souvent d'un organe éloigné qui exerce sur la dent une action plus ou moins influente. Cette douleur peut se manifester aussi bien dans les dents saines que dans les dents malades .Les maux dedents névralgiques nerveux se rencontrent le plus souvent chez des personnes d'un tempérament nerveux, chez les femmes enceintes ou chez celles dont la digestion est troublée, ou enfin chez les individus goutteux ou rhumatisants.

Le diagnostic de la névralgie est difficile. La douleur est, d'ordinaire, périodique et peut avoir son siége dans une, plusieurs ou dans toutes les dents. Elle est souvent intense, augmente, diminue et prend fréquemment une marche régulièrement intermittente; en outre, il n'y a pas de tumeur et pas de symptômes d'inflammation. Les nerfs des dents souffrent également dans les cas de névralgie faciale, mal affreux, nommé aussi *tic douloureux*; et, quoique beaucoup de malades aient sacrifié en vain une grande partie de leurs dents pour guérir de cette affection, On ne peut cependant nier qu'elle n'ait quelquefois sa cause dans une maladie du système dentaire, comme le prouve un grand nombre de malades que l'on a guéris en leur enlevant des dents.

CHAPITRE XVII

Pour ce qui regarde le traitement du mal de dents, on a employé et préconisé tous les remèdes possibles et les plus divers. Le charlatanisme de toute espèce a voulu le combattre par la sympathie, l'électro-magnétisme, etc., et il est étonnant de voir avec quelle crédulité beaucoup de gens croient à l'efficacité de ces remèdes.

Le mal de dents n'est, comme nous l'avons déjà dit, que le symptôme ou le résultat des maladies les plus diverses; par conséquent il ne peut pas avoir de remède spécifique et l'état morbide qui en est la cause peut seul nous indiquer les remèdes avec lesquels il faut le combattre. Il faut donc, avant tout, comme pour les autres maladies, éloigner la cause qui produit la douleur. Si la douleur provient d'une dent partiellement détruite, dont la pulpe est envahie par l'inflammation, il faut commencer par nettoyer la cavité de la dent et appliquer un calmant pour émousser la sensibilité du nerf, la douleur alors cesse à l'instant même. Mais cette rémission n'est que passagère, et le seul moyen de faire cesser complètement la douleur est d'extraire la dent; si l'inflammation a déjà fait trop de progrés, on est obligé de détruire la pulpe et de plomber la cavité. Si l'inflammation de la pulpe est produite par une autre cause que la carie on peut la faire cesser, soit en posant une ou deux sangsues sur la gencive, soit en pratiquant des scarifications et en prescrivant la diète ou un purgatif.

Ce traitement peut aussi être employé lorsque la membrane qui entoure la racine n'est encore qu'à la première période d'inflammation, c'est-à-dire lorsqu'il ne s'est pas encore formé de pus et qu'il n'y a pas d'abcès. Cependant, si tel est le cas, l'extraction de la dent devient le plus souvent nécessaire, excepté pour les dents extérieures, pour la conservation desquelles il faut employer tous les moyens possibles, l'extraction devant être considérée comme un moyen extrême. Le mal de dents nerveux pouvant être produit par tant de causes, il importe avant tout, dans un cas donné, de rechercher celle-ci et d'instituer un traitement convenable; car il est évident que des affections gastriques ou rhumatismales doivent être traitées autrement que celles qui ont leur siége dans les nerfs de la face ou dans la moelle épinière. Outre les moyens locaux, il faut aussi prescrire un traitement général, des toniques, des promenades en plein air, le changement de climat et d'autres remèdes à la discrétion du médecin.

Nous dirons encore un mot ici d'une douleur qui est aussi nerveuse, mais qui provient d'une influence purement mécanique.

Je veux parler des cas dans lesquels le périoste de la racine dentaire devient plus épais et provoque par sa pression contre les véaloles et les nerfs une douleur sourde, profonde. Cet épaississement que l'on nomme *exostose* peut exister pendant longtemps sans occasionner la moindre douleur; mais lorsque les racines augmentent de volume, il se manifeste d'abord une sensation sourde qui, plus tard, se change en une douleur violente.

La cause de cet épaississement est peu connue, on l'attribue en général, dans les traités sur l'art dentaire, à l'irritation du périoste. Il n'y a rien à faire pour les exostoses que l'extraction des dents, et encore est-elle souvent rendue difficile par les tubercules qui se forment au sommet des racines; pour ma part, j'en ai vu des exemples où ces tubercules égalaient le volume d'un œuf de pigeon; souvent ces dents ne peuvent s'extraire qu'en enlevant une partie des alvéoles.

CHAPITRE XVIII

ABCÈS DES DENTS, FISTULES, ABCÈS ALVÉOLAIRES.

L'abcès alvéolaire est souvent la cause de grands troubles et peut avoir des suites funestes. Ordinairement, cette affection est produite par l'inflammation d'une pulpe dentaire qui envahit le périoste, ou encore par la racine d'une dent nécrosée; ces accidents peuvent aussi être provoqués par une action mécanique ou par des opérations mal faites. Cependant le périoste peut s'enflammer sans que la pulpe soit mise à nu, cette inflammation se termine habituellement par suppuration. On peut admirer la prévoyance de la nature dans les dispositions qu'elle a prises pour opérer la guérison, en effet, elle a établi un sac au sommet de la racine pour recevoir le pus qui ne peut s'écouler en dehors. Ce sac s'étend et se fraye une voie à l'extérieur à travers l'avéole et la gencive, aux dépens de ces parties qu'il absorbe, de sorte que le pus s'écoule par cette fistule dans la cavité buccale, sans occasionner d'autres troubles à l'intérieur. Mais les choses ne se passent pas toujours ainsi : la nature fait des détours pour arriver à son but, elle s'égare et alors l'abcès peut fréquemment s'ouvrir dans l'antre d'Highmore, à la joue, au cou, au nez ou au palais, ce qui, naturellement, cause des troubles plus graves.

Pour prouver combien il faut être prudent dans ces cas, je citerai un fait que j'ai eu l'occasion d'observer tout récemment.

Un homme d'un âge moyen éprouvait à l'une des dents de

sagesse inférieures, des douleurs intenses qui provenaient d'une
inflammation de la pulpe. Il s'adresse à un dentiste qui vou-
lut procéder de suite à l'extraction et mit à nu la gencive; mais
au commencement de l'opération le patient fut pris d'une telle
frayeur qu'il ne put en attendre la fin. Le périoste s'enflamma
et donna lieu à un abcès avec inflammation aiguë de la gencive.
L'abcès s'accrut et s'étendit jusqu'au cou, au point que le malade ne pouvait plus avaler ni ouvrir la bouche et était en proie
aux plus vives douleurs. Il eut de la fièvre; tout cela donnait
quelque inquiétude au médecin. L'extraction était devenue nécessaire, mais la bouche ne pouvant s'ouvrir que d'un quart de
pouce, on appliqua douze sangsues au menton et à la joue, des
cataplasmes chauds et l'on prescrivit des gargarismes de thé et
de la teinture de myrrhe. Outre ces moyens locaux, le médecin
donna un purgatif. Le jour suivant, un bouchon de liége d'un
demi pouce pouvait être placé entre les dents, de sorte que je
pus, quoique avec peine, introduire le plus petit davier; je réussis
à extraire obliquement la dent et l'abcès disparut au bout de
quelques jours. Ces cas ne sont pas rares, il y en a même dans
lesquels l'inflammation s'étend jusqu'aux organes respiratoires
et amène la mort.

Ces abcès nécessitent le plus souvent l'extraction de la dent
malade, ce qui fait disparaître tous les symptômes. Si le malade
s'y refuse, l'abcès se vide, mais bientôt il récidive, prend un
caractère chronique, et, bien que les douleurs diminuent, cela
n'est pas rassurant. Si le dentiste est consulté dès les premiers
symptômes de l'inflammation, c'est-à-dire avant que le pus ne
se soit formé, la guérison est possible. A cet effet, il faut appliquer des sangsues sur la gencive, et prescrire des purgatifs. Si,
au contraire, ces moyens ne peuvent faire avorter la suppuration, il faudra appliquer des cataplasmes chauds ou des figues
cuites sur la gencive, vis-à-vis de la dent douloureuse ; dès que
l'abcès peut être senti avec le doigt, il faut faire une incision
avec la lancette, le pus s'écoule, et la tumeur disparaît. — Les
cataplasmes chauds ne doivent jamais être appliquées à face externe de la joue, car, sous l'influence de cette médication, la tumeur pourrait s'ouvrir à l'extérieur. Dans ces cas, si l'on craint

que l'abcès ait des tendances à s'ouvrir à l'extérieur, ce qui laisse une cicatrice vicieuse, il faut prendre les devants et l'ouvrir à la surface interne de la joue. Lorsqu'une fistule se forme à l'extérieur, l'extraction de la dent qui communique avec elle est le meilleur, le seul remède à employer.

Il y a encore beaucoup d'autres maladies de la bouche, mais elles sont plus rares, et exigent un traitement en rapport avec l'éloignement de leur cause primitive ; il faut alors un traitement général approprié au cas qui se présente, et que le médecin est plus à même de prescrire

CHAPITRE XIX

DE L'EXTRACTION DES DENTS.

De toutes les opérations qui sont du domaine du dentiste,
l'extraction des dents est sans contredit celle qu'on redoute le
plus. Combien de fois ne voyons-nous pas des personnes souffrir des dents, pendant des jours, des semaines, et même des
mois entiers, sans qu'elles puissent, dans la plupart des cas, se
résoudre à se soumettre à cette opération. Cependant, elle est
facile à mener à bonne fin pour le médecin dentiste qui emploie
des instruments convenables. Si l'on a tant de crainte de cette
opération, il faut l'attribuer bien moins à la douleur qu'à la
maladresse avec laquelle elle est souvent pratiquée.

Par contre, il y a aussi des personnes qui envisagent l'extraction avec une insouciance extrême, le médecin-dentiste, dans
l'intérêt du public, et pour sa propre réputation, doit par conséquent, avant de procéder à cette opération, peser consciencieusement, si la dent que l'on prétend être douloureuse, est
réellement la cause du mal. Cette précaution est surtout nécessaire, si le patient ne peut indiquer avec précision le siège du
mal, où s'il croit que la douleur réside dans le maxillaire supérieur, tandis que la cause du mal siège dans le maxillaire
inférieur et réciproquement.

La plupart des dentistes emploient un instrument qui est
connu sous le nom de « clef » ; nous n'en dirons qu'un mot :
l'emploi de cet instrument présente tant de désavantages, que

nous ne nous en servons jamais; aussi, a-t-on à déplorer tous les jours des accidents, tels qu'une dent brisée, l'alvéole fracturée, la gencive déchirée. Souvent les alvéoles et la gencive sont écrasées, ce qui détermine fréquemment de la suppuration. — On connaît même des cas où trois ou quatre dents on été arrachées à la fois avec leurs alvéoles. — D'ailleurs, cet instrument agit sur le côté, or, les alvéoles présentent le plus de résistance sur les côtés, on emploie, par conséquent, de la sorte pour arracher une dent, plus de force qu'il ne faut. En examinant les racines des dents, leur position, leur implantation dans les alvéoles, on comprend facilement que cet instrument ne répond pas à son but, et que dans les cas les plus favorables, il expose les chirurgiens-dentistes, même ceux qui ont l'habitude de s'en servir, à faire subir aux parties voisines des lésions considérables. M. *Liston*, un des chirurgiens les plus célèbres de l'Angleterre, dit que l'*épulis*, une tumeur dangereuse de la bouche, paraît avoir pour causes les maladies des dents, leur position anormale, mais surtout les lésions auxquelles la gencive est exposée dans l'extraction des dents par la clef.

Les désavantages de la clef sont tellement évidents, que déjà les anciens dentistes se sont efforcés à la perfectionner. Mais ces tentatives n'ont pas été couronnées de succès ; la clef est encore aujourd'hui un instrument dont je ne voudrais pas me servir.

En pratiquant l'extraction des dents, il faut autant que possible ne pas léser les parties voisines, afin naturellement de causer le moins de douleurs au patient. C'est à quelques dentistes Anglais, et surtout aux dentistes Américains, que nous devons les instruments qui remplissent toutes les conditions nécessaires au succès.

Des daviers, et rien que des daviers rappropriés à chaque dent et à chaque côté de la bouche, tels sont les instruments qu'il faut employer exclusivement pour l'extraction des dents.

Le davier dont on se sert pour l'extraction d'une dent doit toujours embrasser celle-ci au collet, et il faut que le mouvement varie selon que la dent est plate ou ronde ; le dentiste expérimenté sent à la main de quel côté il peut extraire la dent le plus facilement, et c'est de ce côté qu'il dirigera ses efforts. De cette manière, l'alvéole et la gencive sont endommagées aussi peu que possible..

En fait d'extractions de dents, on a commis de grandes bévues, et on en a arraché des milliers qui auraient certes pu rendre les meilleurs services pendant toute la vie, si les malades s'étaient adressés à un dentiste intelligent et consciencieux. Quand à la question de savoir ; quand faut-il enlever une dent? Je n'entrerai pas dans beaucoup de détails, je dirai seulement en quelques mots les cas où cette opération est indiquée.

Il a déjà été dit dans un chapitre précédent comment il faut s'y prendre pour enlever les premières dents, je n'en dirai rien de plus.

L'extraction des dents chez l'adulte est indiquée avant tout pour les dents nécrosées, distinctes jusqu'à la racine, ensuite, pour les dents qui entretiennent des abcès ou des fistules de la face ; enfin, le redressement des dents exige aussi l'extraction des molaires, etc.

A la fin de ce chapitre, je ferai encore remarquer qu'il faut toujours tâcher de conserver une dent, si c'est possible. Si l'on croit ne pas réussir, il ne faut jamais tenter l'opération, non-seulement pour épargner au malade son temps et son argent, mais aussi pour lui éviter de la douleur. Et comme beaucoup de personnes tiennent à se faire endormir, je donnerai dans le chapitre suivant quelques règles et réflexions, qu'il faut bien peser avant d'avoir recours aux moyens anesthésiques.

CHAPITRE XX

CE QU'IL FAUT PENSER DE L'EMPLOIE DE L'ÉTHER ET DU CHLOROFORME.

Il y avait déjà longtemps que les médecins cherchaient en vain un moyen d'éteindre la sensibilité, pour supprimer la douleur dans les opérations, lorsqu'en 1846, le médecin *Morton* et le chimiste *Jackson* de Boston, firent connaître l'action de l'éther sulfurique, que le premier avait expérimenté avec soin sur lui-même, et sur les malades. Aussitôt, de nombreuses expériences furent faites en Amérique aussi bien qu'en Europe, qui, tout en constatant la valeur de cette nouvelle découverte, laissèrent à désirer sous beaucoup de rapports. Puis vint le Dr *Simpson*, célèbre accoucheur, qui, en employant l'éther sulfurique dans les accouchements, sans être satisfait de ses résultats, découvrit le chloroforme, dont l'emploi devint bientôt général, et l'emporta sur l'éther. On chantait victoire sur tous les tons, « plus de douleur » tel était le cri de ralliement jusqu'à ce qu'on ait eu plusieurs cas de mort à enregistrer comme suite de l'emploi de ce nouveau moyen anesthésique. Toutefois, employé avec prudence, le chloroforme doit être préféré à l'éther pour plusieurs raisons. Son action est plus rapide et de plus longue durée que celle de l'éther. Ensuite, il faut moins de chloroforme, son odeur est agréable, et n'irrite pas autant le poumon que l'éther. En un mot, le chloroforme, quoique l'emploi de l'éther soit moins dangereux, mérite la préférence sous tous les rapports. Il semble assez difficile de décider lequel des deux moyens doit être employé, cependant, la plupart des médecins ont donné la préférence au chloroforme. Dans tous les cas, l'action de l'éther paraît être tout-à-fait différente de celle du chloroforme. Après l'inhalation de l'éther, le système nerveux est excité, il se produit un état pareil à celui de l'ivresse, tandis que le chloroforme engourdit seulement la sensibilité. J'ai employé dans ma clientèle un mélange de ces deux agents dans les proportions suivantes, parties égales comme mesure, ou en poids un tiers de chloroforme, et deux tiers d'éther ; c'est ce mélange qui me paraît le plus inoffensif.

On le verse sur un mouchoir, et on le donne à respirer au patient par le nez, à une distance de quatre à six pouces, pour que l'air atmosphérique puisse se combiner avec les vapeurs du chloroforme. Il faut toujours être prudent pendant l'emploi de cet agent, mais dans les cas suivants, il faut le proscrire complètement.

En premier lieu, chez les personnes qui ont une lésion organique du poumon ou du cœur; en deuxième lieu, chez les épileptiques et les histériques, et chez ceux qui ont une maladie du cerveau; troisièmement, enfin, chez les personnes très nerveuses et chez celles qui sont sujettes aux syncopes ou qui ont fait de grandes pertes de sang.

On n'est pas d'accord sur le choix à faire entre l'éther et le chloroforme dans les opérations sur les dents, et quoique nous devions à l'extraction des dents la découverte de ces agents anesthésiques, on peut se demander si pour une opération aussi simple, le dentiste doit prendre sur lui d'employer un moyen qui, quelquefois, a eu des suites funestes. A cela, on pourrait répondre qu'il est aussi dangereux de voyager en chemin de fer, et encore les cas de mort par le chloroforme sont moins nombreux en proportion que ceux dont les accidents de chemins de fer ont été cause. Dans les opérations où il s'agit de la vie du patient, comme, par exemple, dans l'amputation d'une jambe, ou d'un bras, le chirurgien pourra toujours employer ces agents sans le moindre scrupule, même en cas d'insuccès. Il en est tout autrement pour l'extraction d'une dent; ici, la vie n'est nullement en danger et l'opération est presque toujours suivie d'un soulagement immédiat; il vaudrait donc mieux que chacun endurât cette petite souffrance plutôt que d'avoir à déplorer un seul cas de mort.

Mais nous avons des arguments bien plus forts à faire valoir *contre* l'emploi du chloroforme dans les opérations sur les dents. La statistique démontre que la plupart des cas de mort dans cette circonstance sont arrivés chez les dentistes. Nous ne voulons pas dire que les dentistes soient moins prudents dans l'emploi de ce moyen ou moins expérimentés que les médecins, mais l'emploi de cet agent est plus dangereux dans les opérations que l'on pratique dans la bouche. Dans celles-ci, il faut employer jusqu'à la fin l'anesthésique, pour obtenir le relâchement des muscles de la face et pour faire ouvrir la bouche, d'ordinaire obstinément fermée par la peur. Une autre raison pour laquelle cette opération demande une insensibilité complète, c'est qu'elle se pratique sur une partie du corps par laquelle s'opère la respiration. Cette fonction si essentielle à la vie ne peut pas être conservée pendant l'opération dans toute son intégrité, sans quoi la sensibilité reparaîtrait avant qu'on eût terminé. A cela, il faut ajouter la position assise que prend le malade dans ces circonstances, position moins avantageuse que le décubitus dorsal, ordinairement choisi dans les autres opérations. Et puis, dans celles qui intéressent les autres parties du corps, on peut employer l'anesthésique pendant l'opération, lorsque la sensibilité menace de renaître.

Pour l'extraction des dents, le patient est ordinairement assis dans un fauteuil, la tête penchée en arrière; cette position est favorable à la syncope qui, au dire des plus célèbres médecins, est le plus souvent la cause de la mort, car la syncope ayant lieu, dans ce cas, pendant le sommeil, trouve le cœur incapable de toute réaction.

Voici, à ce sujet, les paroles de M. le professeur *Bond* : « S'il faut considérer, dans ces cas, la syncope comme cause de la mort, on s'explique ainsi pourquoi l'emploi des anesthésiques est moins dangereux pour les femmes en couches qu'en toute autre circonstance. Celles-ci sont peu sujettes aux syncopes parce que lorsqu'on les chloroformise elles sont couchées, dans une position où les syncopes ne peuvent survenir que lorsque l'action du cœur est considérablement affaiblie. A ce propos, mon avis est qu'il ne faut employer le chloroforme que lorsque le malade est couché; en outre, il faut s'abstenir d'en faire usage chez des patients dont l'action du cœur s'affaiblit par l'effet de la crainte ou pour toute autre raison; enfin, dans aucun cas, il ne faut l'employer quand le patient est sujet aux syncopes. »

Lors même que l'emploi des anesthésiques serait le plus souvent exempt de dangers, il est toujours cause d'une excitation nerveuse considérable et d'un malaise que le patient évitera si on lui arrache sa dent sans recourir à ce moyen. Il y a quelques années, j'employais le plus souvent le chloroforme dans mes opérations; mais l'expérience a modifié mes idées à cet égard, et, aujourd'hui, je n'emploie le chloroforme que si le patient l'exige, et que son médecin assiste à l'opération.

CHAPITRE XXI

DES ACCIDENTS FACHEUX QUI PEUVENT SURVENIR PENDANT
L'EXTRACTION DES DENTS.

Quoique certains dentistes, pleins de confiance dans leur
adresse, prétendent que jamais il ne leur arrive dans leur pratique des accidents tels que le brisement d'une dent ou une hémorrhagie, il n'en est pas moins vrai que les plus habiles opérateurs ont à déplorer toutes sortes d'accidents fâcheux, soit à
cause d'anomalies qu'on ne pouvait prévoir, soit à cause de
l'état morbide des parties voisines ou par suite de la nature
friable des dents, ou enfin par le fait même du patient qui gêne
l'opérateur en lui prenant le bras ou la main et l'empêche ainsi
d'achever l'opération selon les règles de l'art. On ne doit donc pas
ajouter foi à de pareilles prétentions.

Toutefois, il est vrai que la plupart de ces accidents doivent
être attribués à la maladresse et à la négligence du dentiste. Ils
peuvent aussi provenir de l'emploi de mauvais instruments, on
aurait par conséquent pu les éviter. Mais, ni l'adresse de l'opérateur, ni la perfection des instruments ne peuvent empêcher la
douleur de se manifester. Aussi, il arrive souvent que des personnes très nerveuses tombent en syncope ou ont des attaques
de nerfs, plutôt à cause de leur frayeur que par suite des douleurs qu'elles ressentent. C'est surtout avec les personnes de ce
tempérament que le dentiste doit employer la douceur, il doit
leur faire remarquer combien est courte la durée de leurs souf-

frances en comparaison de celles qu'elles ont continuellement à
endurer; de la sorte, l'indécision et la peur que l'idée de cette
opération fait naître, disparaissent bientôt. Pendant l'extraction,
une dent peut être brisée par différentes causes, comme nous
l'avons déjà dit, lorsque, par exemple, elle oppose à l'instrument moins de résistance qu'il n'en faut, ou bien quand les racines sont très longues, minces, fragiles et moins solides que les
arcades alvéolaires dans lesquelles elles sont implantées; les
racines se contournent aussi quelquefois en forme de crochet et
ont une exostose à leur sommet, ce qui peut déterminer le brisement de la dent.

Un accident beaucoup plus funeste, mais plus rare, est l'hémorrhagie. Ordinairement, une fois la dent extraite, l'hémorrhagie cesse très vite, dans beaucoup de cas même il faut
la favoriser par des gargarismes d'eau chaude, car les vaisseaux
se dégorgent ainsi du sang qu'ils contiennent, ce qui contribue
à empêcher l'inflammation. Par contre, il est souvent difficile
d'arrêter l'hémorrhagie, et il faut, pour sauver le malade, employer les moyens les plus énergiques. Car, dans ce cas, ce n'est
pas le mode opératoire qui a causé l'hémorrhagie, mais une certaine prédisposition, une tendance congéniale, une diathèse qui
a été appelée diathèse hémorrhagique.

On trouve cette prédisposition dans des familles entières,
d'après quelques auteurs, elle ne se transmettrait que par les
femmes. M. le Dr *Lange*, de Berlin, qui a fait des recherches
spéciales sur cette affection, depuis son apparition jusqu'à nos
jours, — le premier cas connu est de 1793 — est arrivé aux con-
clusions suivantes : Jusqu'ici, on n'a encore observé cette maladie que dans le Nord, dans l'Amérique du Nord, entre le 30e et
le 45e degré, et en Europe entre le 43e et le 60e degré (latitude
Nord); on a observé aussi que cette maladie est peut-être le plus
répandue en Allemagne, dans les pays riverains du Rhin et du
Mein, et, enfin, qu'elle se montre principalement dans les
contrées riches en vins.

Je ne crois pas qu'on puisse établir une règle fixe, quant à ce
dernier point, car ces observations ne se rapportent tout au plus

qu'à l'Allemagne, et il y a une masse de cas qui ne sont pa
connus.

Toutes les hémorrhagies qui ont suivi mes opérations ont pu
être arrêtées par les styptiques ou par la compression, mais en
rapporte des observations où la plaie a dû être cautérisée,
même au fer rouge, et où l'hémorrhagie ayant été arrêtée dans
un endroit, le sang commençait à couler dans un autre.

Je citerai ici un cas qui s'est présenté en Ecosse et qui a eu
une terminaison fatale.

A Kirriemuir, un jeune homme fut enlevé par une hémorrhagie de la gencive, le sang ayant coulé pendant douze ou
treize jours entre les dents. Au commencement on s'inquièta
peu de cet accident, mais il n'en fut plus de même, lorsque le
maxillaire inférieur commença aussi à saigner, ce que les médecins ne purent s'expliquer. Deux autres médecins furent
consultés et on employa différents remèdes qui n'eurent aucun
résultat ; enfin, on écrivit à un célèbre médecin d'Edimbourg
pour demander son avis, celui-ci conseilla un traitement tout
différent ; un autre médecin qu'on avait été consulter en même
temps par écrit fut du même avis que ce dernier ; il conseilla
de raser toute la tête et d'appliquer des vésicatoires sur le ventre,
à la nuque et sur le dos. Mais le patient ayant déjà perdu trop
de sang, mourut le treizième jour. On n'avait fait à ce jeune
homme ni extraction de dents, ni aucune opération sur la
gencive. On voit par là combien il est nécessaire d'instituer
dans des cas d'accidents de ce genre un traitement convenable, afin de sauver le patient lorsqu'il a encore assez de force
vitale et son organisme assez d'énergie pour résister à de si
grandes pertes de sang. Heureusement ces cas sont très rares,
et j'aurais même passé cette maladie sous silence, si je n'avais
pas voulu attirer sur ce point l'attention de ceux qui sont sujets
à ces hémorrhagies, pour qu'ils en informent toujours à temps
leur dentiste.

CHAPITRE XXII

LÉSIONS MÉCANIQUES.

A cause de leur position et de leur usage, les dents sont exposées à une masse de violences dont les suites peuvent varier selon la différence de la constitution et la structure des dents, plus solide chez les uns que chez les autres, comme nous l'avons déjà dit. Ainsi, par exemple, un coup sur une dent de bonne nature et qui se trouve dans une bouche saine ne fait peut-être que peu de mal, tandis qu'un coup de la même force brisera, luxera et fera complètement dépérir une autre dent. On peut donc considérer différents degrés dans la lésion des dents, selon qu'elle est simple ou compliquée.

La plus simple est celle où une dent s'est seulement ébréchées, ce qui peut provenir d'une chute, d'un coup, d'un projectile, ou encore de ce que l'on a mordu sur un objet dur, sans que la pulpe soit mise à nu ou détachée à la suite de la secousse, ce qui arrive lorsqu'il y a eu inflammation de la membrane osseuse autour de la racine. Une fracture de ce genre n'est pas douloureuse, la partie osseuse restera seulement pour quelque temps sensible à la chaleur et au froid. En polissant l'endroit ébréché, on peut prévenir toutes les suites fâcheuses, car les corps étrangers et le mucus pourraient se fixer à cette surface rugueuse. Mais s'il y a de l'inflammation, on devra la faire cesser au moyen d'un antiphlogistique convenable, par des sangsues s'il le faut. Mais il y a plus de douleurs et la guérison est plus difficile lorsque la couronne de la dent se brise , de telle sorte que la pulpe se trouve exposée aux influences extérieures. Bientôt il y aura de l'inflammation qui, de la pulpe, envahira, par le canal dentaire, la membrane de la racine et souvent même les alvéoles et la gencive ; il en résulte une tuméfaction qui s'étendra sur une grande partie de la face. Dans la plupart de ces cas, dès qu'il y a inflammation et que la racine ne tient plus solidement dans sa cellule, il devient nécessaire d'enlever les restes de la dent. Si, au contraire, elle tient encore bien dans sa cavité et qu'on prévienne l'inflammation en détruisant la pulpe, la racine pourra servir comme base à une dent artificielle. Les dents sont fréquemment déviées de leur place par des violences extérieures, et peuvent devenir ainsi un corps étranger pour le système circulatoire ; et quoi qu'on puisse les fixer de nouveau dans leur alvéole, elles perdront néanmoins leur couleur saine, pour prendre une nuance d'un bleu ou d'un brun sale ; elles seront, en outre, très sensibles aux influences extérieures, comme au froid, etc. Mais le déplacement peut être complet, c'est-à-dire la dent peut sortir complètement de l'alvéole ; dans ce cas, s'il n'y a pas d'inflammation violente de la gencive et de l'alvéole, la dent pourra quelquefois être fixée de nouveau dans sa cavité ; mais les conséquences seront les mêmes que celles que nous venons de décrire. J'ai vu moi-même quelques cas de ce genre, mais dans deux seulement j'ai pu replacer et fixer les dents. Pendant l'extraction d'une deuxième molaire inférieure dont les racines s'engageaient dans celles de sa voisine, la première molaire, celle-ci fut en partie déplacée ; la dent fut repoussée dans la cavité , et comme je pris toutes les précautions pour la garantir de tout déplacement pendant la mastication, elle redevient solide en peu de temps. Toutefois, elle dépassait un peu les autres dents , à cause de l'épaississement de la membrane et de sa racine , et était très sensible. Quant au second cas, je l'ai observé en Amérique : Un garçon de treize ans se donna, à la chasse, un coup sur la bouche avec son fusil et se brisa une incisive moyenne au collet, et déplaça complètement celle d'à-côté. Peu de temps après , le garçon vint me voir à cheval et m'apporta la dent disloquée ; après l'avoir la-

vée avec de l'eau chaude, je la fixai à l'aide de ligatures de soie
à la dent voisine, et je fis faire au patient à plusieurs reprises
des gararismes avec une teinture. L'inflammation fut insigni-
fiante, et quelques semaines après, la dent avait repris sa solidité. Dans la dent brisée dont la couronne avait emporté la
pulpe, il ne reste plus qu'une petite partie du nerf qui fut aussitôt éloignée. Quelques semaines plus tard, la dent disloquée
ayant repris sa solidité et toute inflammation ayant cessé, je
fixai une couronne artificielle à cette racine. Dans ce cas aussi,
la dent disloquée devint un peu plus longue et restait sensible.
Mais la racine avec sa couronne artificielle ne causa pas le
moindre trouble. Je fais encore remarquer en passant que la
dent qui se brisa était carrée, ce qui a pu contribuer à son brisement.

Les anciens dentistes déplaçaient souvent les dents d'une
bouche dans une autre. Une dame avait, par exemple, une
mauvaise incisive, elle s'achetait une dent saine dans la bouche
d'un autre. On arrachait ces deux dents et on fixait la dent saine
dans la bouche de la dame qui l'avait achetée. Non-seulement
c'était un procédé cruel, mais dans la plupart des cas il en ré-
sultait des suites funestes et même des maladies étaient ainsi
transportées d'un sujet sur un autre.

CHAPITRE XXIII

DES DIVERSES MALADIES DES DENTS.

Nous allons passer en revue d'une manière générale quelques maladies des dents qui se présentent plus rarement, savoir : 1o l'atrophie ; 2o la nécrose ; 3o la dénudation, et 4o leur détérioration par l'usage.

1o L'*atrophie* est une des maladies les plus rares auxquelles les dents soient sujettes ; son origine n'est que peu connue. Elle est presque toujours congéniale. On croit qu'elle n'est pas le résultat d'un travail chimique, et la dénomination d'érosion serait par conséquent inexacte.

Il y a trois classes d'atrophie :

La première se manifeste par des taches blanches et brunâtres sur l'émail, ordinairement sur les incisives. Cette partie est plus molle que le reste de l'émail ; mais elle présente une surface polie.

Dans la deuxième, espèce des points d'une couleur brune croisent transversalement l'émail ; ces points se réunissent quelquefois pour former un véritable sillon. On rencontre ordinairement cette affection sur plusieurs dents, elle peut même se présenter sur toutes les dents à la fois.

Dans la troisième espèce, une grande partie de l'émail manque, ce qui donne aux dents un aspect rabougri et rapetissé. Habituellement deux dents sont atteintes de cette maladie, et elles présentent une coloration d'un jaune foncé ou brun. Cette espèce est la plus rare.

La cause de l'atrophie serait, dans la plupart des cas, une maladie de la peau pendant la période de formation de l'émail. Cette affection est incurable, mais elle n'a pas d'autres suites que de donner aux dents un mauvais aspect ;.

2º La nécrose.

Appliquée aux dents, cette dénomination indique la mort complète de l'un de ces organes. Dans les mêmes conditions, les autres parties du corps sont éliminées de l'économie ; les dents, quoique leurs pulpes soient mortes, continuent quelquefois pendant assez longtemps à être unies aux alvéoles par la membrane de la racine. Toutefois, si celle-ci est aussi détruite, la dent devient un corps étranger dont l'organisme cherche à se défaire. Les dents nécrosées ont une couleur jaune, bleu ou brune et doivent être enlevées si elles sont nuisibles aux parties voisines. S'il n'en est pas ainsi et que la dent fasse visiblement partie et la bouche, on peut lui rendre sa couleur naturelle par un procédé artificiel ;

.3º La *dénudation* est une des maladies les plus remarquables des dents, elle consiste dans la disparition de l'émail sur les dents du nazillaire supérieur, à leur côté externe. Ordinairement on remarque sur ces dents un sillon régulier, comme si on y avait passé transversalement une lime, le reste de leur surface est polie. On ne connaît pas encore d'une manière sûre l'origine de cette maladie ; mais d'après M. le professeur *Harris*, on doit l'attribuer à l'influence du mucus, qui contient de l'acide. « Dans toutes les autres parties de la bouche, dit-il, ce liquide se trouve mêlé à la salive, ce qui délaye tellement l'acide qu'elle n'attaque pas facilement les dents; les incisives supérieures sont, par conséquent, le plus exposées à rester en contact avec cet acide par leur face externe. » M. le docteur *Parmley* a vu un cas où des dents humaines artificielles avaient été attaquées de la même façon. On pourrait donc, avec des eaux alcalines, avec de l'eau de chaux, arrêter le progrès et le mal, à moins que l'ivoire ne soit déjà mis à nu ; dans ce cas, on peut souvent remplir le sillon avec de l'or et enrayer ainsi la disparition ultérieure de l'émail.

4° La *détérioration* des dents est une destruction mécanique, et consiste en ce que la substance osseuse s'use par le frottement, les incisives supérieures venant à tomber directement sur les inférieures, quand la bouche se ferme, tandis que les supérieures doivent dépasser les inférieures. De cette manière les dents s'usent peu à peu, presque jusqu'à la pulpe, et celle-ci même serait mise à nu, si la nature ne s'efforçait continuellement de réparer ces pertes. Dans ces cas les pulpes s'ossifient, ce qui prévient les accidents qu'elles pourraient causer à la bouche.

CHAPITRE XXIV

La gencive présente une structure très serrée, elle a peu de sensibilité, mais elle est riche en vaisseaux sanguins et recouverte par la muqueuse de la cavité buccale. Cette muqueuse est en rapport avec celle de l'estomac et tapisse aussi les organes de la respiration; on comprend alors facilement comment les maladies des organes de la digestion peuvent se manifester dans la bouche.

Les maladies de la gencive sont de nature locale ou générale. Cependant, quoique les premières soient plus fréquentes et proviennent, par exemple, de dents nécrosées ou détruites par le tartre, cet état morbide influera toujours plus ou moins sur la santé générale.

L'inflammation chronique, nommée scorbut par beaucoup d'auteurs, est la maladie de la gencive que l'on rencontre le plus souvent; le scorbut peut exister depuis des années, sans que le patient s'en doute. Il se montre ordinairement sur les dents antérieures du maxillaire inférieur; la gencive se détache du collet de la dent, jusqu'à ce que la dent vacille et tombe. Cette affection peut se présenter sur une dent ou sur toutes à la fois, et il est rare qu'on n'y trouve pas de tartre. C'est donc le tartre que nous devons regarder comme la cause principale de cette maladie; ensuite tous les corps étrangers qui irritent la gencive, comme par exemple des restes de dents, des dents mal posées, ou d'autres opérations sur les dents qui ont été mal faites, l'usage de poudres dentifrices nuisibles, etc., peuvent produire cet état morbide de la gencive. Comme traitement, il faut, avant tout. éloigner les causes, soit le tartre, soit les racines de dents, etc.

Remarquons encore ici qu'il faut les éloigner autant que possible d'un seul coup, pour réagir fortement sur la maladie ; on manque son but, si on n'en fait disparaître qu'une partie. Lorsqu'il est nécessaire d'enlever des dents ou des racines, il faut favoriser l'écoulement du sang par des gargarismes d'eau chaude. Quand la gencive est tuméfiée, les scarifications sont indiquées. En outre, on devrait employer pour la bouche une eau très astringente, comme la teinture d'arnica délayée, celle de tannin, etc., pour rendre la gencive saine. Mais tous ces moyens ne feront pas remonter la gencive jusqu'au collet de la dent, si à cet endroit le périoste est détruit. Quelquefois il devient nécessaire d'appliquer avec le pinceau du nitrate d'argent dilué. L'inflammation aiguë est ordinairement accompagnée d'un abcès alvéolaire, nous n'avons donc pas à en parler ici.

La gencive se tuméfie quelquefois, devient spongieuse, et par la pression, on fait sortir du pus entre la gencive et le collet de la dent. Mais souvent cette maladie provient aussi d'une vie déréglée ou est favorisée par un état local. Le traitement dans la plupart des cas sera le régime et la teinture de mirrha, le changement de climat, etc. Quelquefois on voit la gencive prendre un aspect vitré ; dans ces cas, on obtient une guérison radicale en détruisant la muqueuse avec du nitrate d'argent dilué. En outre, la gencive peut aussi se tuméfier tellement qu'elle déborde les dents, elle est alors d'une couleur foncée et saigne très facilement. Il faut alors enlever ces végétations, faire des scarifications sur la gencive et cautériser avec la pierre infernale.

CHAPITRE XV

DU TARTRE.

Comme le tartre est la cause de tant de troubles et de maladies de la gencive aussi bien que des dents elles-mêmes, je dirai
ici quelques mots de sa nature, de sa manière d'être et comment
on peut le faire disparaître.

La couleur, la solidité et la qualité du tartre semblent dépendre
plus ou moins du tempérament. On rencontre habituellement
le tartre noir sur de bonnes constitutions, le jaune avec les tem-
péraments bilieux, et le blanc sur les personnes chez lesquelles
le tempérament flegmatique domine. Voilà pourquoi les éléments chimiques qui le composent ne sont pas toujours les
mêmes.

D'après *Berzelius*, il est composé de :

Phosphate de chaux.	79,0
Mucus salivaire.	12,5
Matière salivaire.	1,0
Matières animales solubles dans l'acide	
hydrochlorique.	7,5
	100,0

La composition ne peut pas être donnée d'une manière plus
exacte, chaque analyse donnant d'autres résultats, comme dit
M. le docteur *Dwinelle*. Mais la masse fondamentale consiste,

d'après toutes les analyses qu'on a faites, de phosphate de chaux, comme pour les os.

On n'est pas d'accord sur l'origine du tartre ; les chimistes ont prouvé que la salive contient tous les éléments du tartre, ce qui saute du reste aux yeux si l'on fait attention, c'est que vis-à-vis les ouvertures du canal par lesquelles le produit de la glande parotide est versé dans la bouche, se trouvent les grosses molaires supérieures sur lesquelles se déposent les plus fortes couches de tartre ; il en est de même de la face interne des incisives inférieures qui restent le plus longtemps en contact avec la salive.

C'est l'opinion de M. le docteur *Ficinius* de la formation du tartre, dans sa dissertation sur la chute des dents et la nature de la carie (dans le journal d'Ophthalmologie de *Walther et Ammon*). Déjà *Luwenhoch* avait trouvé des animalcules dans le mucus de la bouche qu'il représente comme des bazillaires et qu'il décrit parfaitement ; après lui *Lebeaune* considère le tartre comme étant produit et habité par ces animalcules, et il la compare à une tige de corail ; enfin, en 1843, M. le docteur Mark publie de nouvelles recherches sur l'origine de ces infusoires et de l'enduit muqueux de la langue et des dents. D'après lui le tartre est formé par l'accumulation des détritus calcaires des infusoires qui habitent le mucus de la cavité buccale. On trouve ces animalcules en plus grande quantité chez les personnes qui suivent un régime sévère dont les excitants sont exclus, et ils forment l'enduit de la langue lorsque la digestion est troublée. La chaleur, les acides et les spiritueux les tuent. D'autres auteurs décrivent ces animalcules et disent que leur agglomération se fait par l'intermédiaire des fibres de Buhlmann ; pénétrant avec une de leurs extrémités dans la masse de ces fibres, ils restent ensuite sans mouvement, et se placent ainsi les uns à côté des autres pour former la masse terreuse que l'on nomme tartre.

En agissant sur les dents, le tartre provoque les accidents suivants : inflammation de la gencive, destruction des alvéoles, s'il y en a en grande quantité, ébranlement et chute des dents, mauvais aspect des dents et une odeur désagréable dans la bouche, troubles de la digestion.

Si on a l'habitude de tenir les dents propres, le tartre ne peut pas s'amasser en si grande abondance et produire les accidents dont nous venons de parler. Mais cette précaution ayant été négligée et le tartre ayant formé une masse considérable sur les dents, un dentiste devra l'enlever avec instruments convenables.

Beaucoup de personnes se refusent à cette opération parce qu'elles croient que l'émail sera lésé ; cependant le tartre peut-être enlevé sans le moindre mal pour les dents. Nous avons déjà fait remarquer plus haut que la couronne de la dent est recouverte par l'émail qui est très dur et peut être râclé et poli, tandis que l'extérieur des autres parties de la dent, la racine est entouré par la périoste. Il est par conséquent facile à comprendre que le même travail qui polirait et embellirait l'une de ses substances, détruirait complètement l'autre. Voilà pourquoi la gencive se détache quelquefois des racines; toutefois la pression mécanique du tartre lui-même doit ordinairement en être considérée comme la cause principale. Pour enlever le tartre il faut plus d'adresse qu'on ne le croit, et si l'opération est mal faite, il en résultera plus de mal que de bien.

On ne doit pas laisser la moindre partie de tartre entre la gencive et la dent, ce serait un germe pour de nouvelles masses, aussi, s'il y a de grandes quantités de tartre, faut-il plusieurs séances pour arriver au but que l'on se propose.

Quand on enlève du tartre des incisives inférieures qui, à la suite de l'action mécanique ne tiennent quelquefois plus très bien, une grande prudence est nécessaire pour ne pas les faire sortir de leur cavité pendant l'opération, surtout si la masse à enlever est très dure. Lorsque la gencive est tuméfiée et saigne facilement, on favorisera l'écoulement du sang par des gargarismes d'eau chaude. Il est toujours nuisible d'enlever le tartre par voie chimique, par des acides, car l'acide qui dissout le tartre, attaque aussi l'émail. Déjà Hunter dit : « Tous les acides, les poudres qui rayent les dents et l'habitude de râcler les dents au hasard, tout cela ne peut faire que du mal aux dents, mais il en est autrement si on enlève le tartre en râclant les dents selon les règles de l'art. Le tartre étant enlevé et la gencive saine, il faut tâcher de tenir les dents propres avec la brosse seule. »

CHAPITRE XXVI

DE L'INFLUENCE DÉLÉTÈRE EXERCÉE PAR LES DENTS MALADES
SUR D'AUTRES ORGANES.

De mauvaises dents qui le plus souvent sont accompagnées d'une gencive malade, agissent d'une manière très-délétère sur toute la santé de l'homme. La mastication ne se fait pas convenablement, la salive et les aliments se mêlent aux parties osseuses dissoutes, au sang, au pus qui est sécrété par la gencive malade, tout cela détériore le suc gastrique dans l'estomac. De la sorte, on s'explique facilement les symptômes de dyspepsie En outre, l'inflammation peut aussi envahir les organes respiratoires qui, par leur muqueuse, sont en rapport très-intime avec la bouche ; des névralgies de tous genres, la perte de la vue, des maladies d'yeux, etc., peuvent être la suite de ces états morbides.

J'ai observé déjà beaucoup de cas d'altération des fonctions digestives pour cause de mauvaises dents ou par la perte de toutes les dents ; les médecins avaient employé en vain tous les remèdes possibles jusqu'à ce que leur attention ait été attirée vers la cavité buccale. Alors, soit qu'on enlevât seulement les dents, scit qu'on les remplaçât par des dents artificielles, l'état de santé des malades changea avec une rapidité étonnante, il ne pouvait donc pas y avoir de doute que la cause du délabrement de l'estomac résidait dans l'état morbide de la cavité buccale. J'ai guéri de la même manière des névralgies, des fistules de la face, etc.

On cite des centaines d'observations de médecins les plus célèbres, où des maladies de dents ont exercé une influence fâcheuse sur des organes très-éloignées. Le lecteur sera peut-être curieux de connaître quelques-uns de ces cas.

Un homme de lettres des environs de Londres, raconte M. le D^r *Kœcker*, avait été traité pendant quatre ans par le Dr *Derbyshire*, pour dérangement des fonctions digestives. M. le docteur *Derbyshire* me consulta, et je trouvai toutes les dents du patient dans un état pitoyable. J'enlevai au malade vingt-une racines et dents, de sorte qu'il ne lui restait plus en tout que trois molaires. L'état du malade s'améliora rapidement, de sorte que six semaines après l'opération, il pût reprendre ses travaux.

Le cas suivant est rapporté par le même interne. — Une dame du monde souffrait depuis plusieurs années de dyspepsie, et d'une affection nerveuse qui se manifestait souvent par des convulsions tellement violentes, que les parents de la malade en étaient épouvantés. M. le docteur *Bucca* qui soignait la malade, me demanda en consultation, et nous convînmes d'arracher toutes les dents malades. La dame y consentit, et par ce traitement si simple, aidé de gargarismes, tous les symptômes de cette longue et terrible maladie disparurent au bout d'une semaine

Névralgie produite par des dents malades, cas rapporté par M. le professeur Harris. — Voici un des nombreux cas de tic douloureux déterminé par des dents malades, que j'ai eu l'occasion d'observer dans ma clientèle. — Une dame de quarante ans, d'un tempérament nerveux, avait depuis plusieurs années des douleurs violentes à la face. Ses médecins croyaient avoir affaire à un tic douloureux, qu'ils traitaient par tous les remèdes possibles, mais sans aucun résultat. On était sur le point de recourir à un moyen extrême, c'est-à-dire de faire la section du nerf facial, lorsque l'attention d'un médecin fut dirigé sur l'état des dents de la malade. A une consultation à laquelle j'avais été appelé, avec M. le professeur Harris, nous trouvâmes onze dents dans un état tel que nous nous décidâmes à les extraire. A une première visite, la malade avait eu tellement peur de cette opération, qu'elle ne put se résoudre, malgré toutes les souffrances qu'elle endurait, à se faire arracher une seule dent; mais elle promit de s'en faire arracher autant que possible le lendemain. Elle tint parole, et au grand étonnement de ses parents, elle se fit extraire le jour suivant les onze dents. Cette opération nous révéla la cause de ses douleurs ; les racines de trois de ces dents s'étaient considérablement épaissies. L'opération achevée, tous les symptômes de névralgie disparurent.

Une *maladie d'yeux*, datant de quatorze ans, fut guérie par l'extraction d'une dent : M. le docteur *Emmerich* fut consulté par un homme qui, depuis quatorze ans, avait mal à un œil, maladie contre laquelle les moyens les plus divers avaient été employés en vain. M. *Emmerich* trouva du même côté une dent cariée, et l'enleva sur le champ ; à la suite de cette opération, le malade guérit. Cette maladie était le résultat de la sympathie de la deuxième et de la troisième paire du nerf trijumeau.

Surdité. — M. le docteur *Monod* rapporte à une séance de la Société de chirurgie, le cas suivant qui ne manque pas d'intérêt : un homme devint sourd, sans cause connue, d'abord, d'un côté, puis des deux. Il eut ensuite de violentes douleurs dans le maxillaire inférieur. Comme on ne put voir de dent malade, les dentistes diagnostiquèrent une affection rhumatismale. Un dentiste également consulté par le patient, insista pour faire extraire de chaque côté la seconde molaire, les dents étant trop serrées les unes contre les autres. Après avoir discuté longtemps, on enleva les dents molaires, la surdité et les douleurs des maxillaires disparurent comme par enchantement.

Mal de tête (petit). — La princesse de Condé recommanda à ses médecins une de ses protégées qui avait, depuis cinq ans, de violents maux de tête. On avait déjà saigné la malade plus de vingt fois, et le Dr Petit devait la saigner de nouveau au cou, lorsque, guidé par les renseignements que lui donna la malade, son attention fut dirigée sur la bouche. Il y trouva des dents irrégulières et des surdents, savoir : dix-huit au lieu de seize au maxillaire inférieur. Il arracha les secondes grosses molaires qui étaient le plus serrées, et le mal de tête qui incommodait la malade depuis cinq ans disparut en vingt-quatre heures.

« Une jeune fille d'une bonne constitution, rapporte M. le Dr *Guersant*, présentait à l'extérieur du cou un abcès froid qui fut regardé comme de nature scrofuleuse et traité en conséquence. L'abcès s'étant ouvert et vidé, il resta une fistule qui résistait à tous les traitements. M. *Guersant* eut l'idée d'examiner la bouche pour s'assurer si cette fistule n'était pas en rapport avec les dents. Ayant trouvé une couleur anormale à l'une des canines inférieures, il en fit l'extraction, qui fut suivie de la guérison complète de la fistule. »

Je pourrais citer une foule de cas de ce genre où les maladies des dents étaient la cause première d'affections siégeant loin de ces organes.

Il est même étonnant que les médecins accordent si peu d'attention aux dents dans le diagnostic de beaucoup de maladies. S'ils employaient ce moyen, ils obtiendraient souvent des guérisons analogues à celles que nous venons de rapporter, qui présentent un grand intérêt et fournissent des preuves éclatantes à notre manière de voir.

CHAPITRE XXVII.

Dans les chapitres précédents, j'ai essayé de décrire la structure des dents, les causes de leur détérioration, les suites qui résultent soit de leurs maladies, soit de leur perte, ainsi que les moyens de les garder intactes pendant toute la vie. Je parlerai maintenant des dents artificielles destinées à remplacer celles qu'on a perdues.

On peut s'étonner, à juste titre, que la perte des dents qui contribuent, il est vrai, à l'harmonie du visage, à la prononciation et à la digestion soit regardée comme un très-grand malheur, lorsque l'art a tant fait pour le réparer, et qu'il y a réussi si admirablement. En effet, les dents artificielles l'emportent comme perfection sur tous les autres moyens employés dans le but de remplacer une partie du corps perdu ; leur forme, leur couleur ressemblent tellement à celles des dents naturelles que des observateurs critiques, et instruits dans l'art, s'y trompent. En outre, on peut s'en servir avec facilité et en toute assurance pour la mastication préalable des aliments, et c'est là le but le plus essentiel que l'on se propose dans la prothèse dentaire. Mais, pour être véritablement utiles, les dents artificielles doivent être appropriées aux conditions spéciales que peuvent présenter les divers cas, et être construites en conséquence; car si on néglige ces précautions, loin d'être utiles elles deviennent nuisibles à ceux qui les portent.

Une seule dent mal posée peut perdre les deux dents entre lesquelles elle est enchâssée, ainsi que la dent ou les dents auxquelles elle est fixée; et si on continue à suivre cette méthode, elle entraîne infailliblement la perte de toutes les dents. Pour ne pas exposer les malades à de pareils accidents, le dentiste doit être non-seulement mécanicien, mais avoir des notions précises sur l'anatomie et la physiologie des dents et sur les parties qui les entourent, afin de pouvoir les copier fidèlement d'après nature. La pose des dents artificielles, qui doivent remplacer le plus avantageusement possible les dents naturelles, est hérissée de difficultés que, seul, le dentiste instruit peut comprendre.

Lorsque nous examinons les dents naturelles, nous trouvons qu'elles présentent autant de différences que les physionomies, et c'est justement l'harmonie des dents avec les traits de la figure qui est le plus souvent négligée par les dentistes. Des dents qui seraient belles dans une bouche, en dépareraient complètement une autre. Des dents grosses et courtes, qui sont usées à leurs surfaces de mastication, donneront beaucoup plus d'expression à une figure pleine et ronde que toute autre forme de dents. A une personne mince et élancée des dents longues et étroites, dont les supérieures dépassent quelque peu les inférieures, conviendront mieux. Qu'on place maintenant par la pensée les dents gracieuses et d'un blanc nacré d'une belle dame aristocratique dans la bouche d'un ouvrier à figure ronde et d'un développement musculaire considérable, et l'on verra qu'un râtelier de dents artificielles doit être construit d'après la physionomie des personnes et en harmonie avec les dents qu'il s'agit de remplacer. En outre, nous avons des patients de tout âge, depuis l'âge de seize jusqu'à soixante ans. Les dents naturelles portent l'empreinte de l'influence du temps comme les autres parties du corps ; cependant, il y a des dentistes qui ne font nullement attention à cela et qui construisent leurs râteliers *l'un comme l'autre*, avec la seule différence peut-être qu'ils en font de grands et de petits, parce que la voûte palatine d'une personne est plus large que celle d'une autre. Les dents artificielles, après une ou deux semaines d'usage, ne doivent pas incommoder ceux qui les portent ; il faut qu'elles tiennent solidement dans la bouche et que le patient puisse en même-temps les ôter facilement. En outre, elles ne doivent pas nuire aux parties voisines, c'est-à-dire aux dents naturelles, à la gencive et au palais, et ne doivent occasionner aucune douleur. Pour pouvoir procéder à la prothèse dentaire, il est avant tout nécessaire que la bouche soit en bon état. Le dentiste commencera donc par examiner l'état local de la bouche. Si la gencive est malade, il emploiera les remèdes nécessaires pour la guérir ; si les dents sont malades, elles devront être enlevées ou soumises à un traitement, comme nous l'avons déjà dit plus haut. Lors même qu'on a pris toutes ces précautions, il ne convient pas de poser les dents avant que la résorption complète des cavités dentaires et de la gencive ait suivi l'extraction des dents, et cela dure souvent des mois. Car la prothèse ayant été faite dans des conditions telles que la gencive subira des modifications considérables, les dents ne pourront bientôt plus servir. Lorsque l'opération ne peut pas être remise, on peut, si le patient le désire, lui poser un appareil provisoire qui ne remplira son but, bien entendu, que pendant quelques mois.

Quant aux *matériaux* qu'il faut employer pour la construction des dents artificielles, l'expérience et la science ont conduit aux principes suivants :

1º On emploie soit des dents naturelles ou humaines ;

2º Soit des dents d'hippopotames ;

3º Ou enfin des dents minérales.

Je n'ai pas besoin de dire que les dents humaines, bien choisies, ont l'aspect le plus naturel et ressemblent le plus aux dents qu'elles doivent remplacer ; mais elles présentent ce désavantage que, privées de toute vitalité, elles ne peuvent résister aux influences chimiques extérieures et se gâtent facilement. La durée de ces dents dépend de leur structure ; elle est ordinairement de deux à trois ans et dépasse rarement plus de quatre à six ans. Comme elles sont fixées à une plaque, les restes d'aliments peuvent facilement s'y déposer, et la substance osseuse qui est à découvert sera souvent envahie rapidement par la carie.

Chez une personne qui a perdu toutes ses dents, la figure se rétrécit d'un demi-pouce par la résorption des alvéoles ; les couronnes des dents seules ne pourraient suffire pour rétablir la longueur normale de la figure (fig. 3). On ne peut pas se servir, par conséquent, de dents humaines dans ce cas.

De toutes les dents artificielles qu'on emploie, les dents de défense de l'hippopotame sont les plus mauvaises. Il y a bien longtemps qu'on se sert de cette substance pour faire les dents, et, chose étonnante, les dentistes et les patients ont continué à en faire usage. Et pourtant ces dents sont pénétrées, dans l'espace de quelques heures, par la salive, ce qui les rend jaunes et plus tard brunes, coloration qui donne à la figure une expression disgracieuse. En outre, quels que soient les soins qu'on en ait, elles communiqueront une mauvaise odeur à la bouche, odeur qui pourra être plus ou moins forte, mais dont personne ne sera exempt. Enfin, ces dents présentent la même coloration au collet et à la surface d'incision ; ce n'est pas le cas chez les dents naturelles.

Quant aux dents naturelles, on a atteint en Amérique et en Angleterre un tel degré de perfection dans la fabrication de ces dents, qu'elles méritent la préférence sous tous les rapports. On leur donne une couleur voulue ; elles sont imperméables à la salive, et ne peuvent perdre leur couleur. En outre, on peut même les adopter à la gencive, et elles ne donnent jamais de mauvaise odeur à la bouche. Avec les dents américaines, on peut de même remplacer une perte de gencive par une masse égale ayant une couleur pareille à celle de la gencive naturelle. De telle sorte que la lèvre s'avance un peu, tient le maxillaire à une distance convenable et rend à la bouche sa forme normale, qu'elle avait perdu par la résorption des *alvéoles*. Pour ce qui regarde les *espèces de dents artificielles*, il y en a deux :

1° *Des dents à pivot.*

Elles sont employées le plus souvent pour la pose d'incisives isolées. Si la couronne s'est brisée laissant une racine saine qui n'a jamais été douloureuse, et au sommet de laquelle il n'y ait pas encore eu d'abcès, on emploiera avec avantage une dent à pivot. S'il reste une partie de la dent, on l'enlèvera avec la lime jusqu'en dessous de la gencive, on détruira le nerf, s'il est encore doué de vitalité, et on élargira la cavité médullaire jusque vers le sommet de la racine. La couronne d'une dent naturelle ou minérale, pareille aux autres dents par sa couleur et sa forme, sera adoptée à la racine et fixée au moyen d'un pivot. Posée de cette manière par un dentiste habile, cette dent ne présentera pas la moindre différence avec les autres, même pour un observateur attentif.

Il ne faut jamais fixer une dent à une racine malade. Cet état morbide sera encore augmenté par l'opération, et peut souvent avoir des suites fâcheuses. Voilà la raison pour laquelle beaucoup de gens rejettent cette opération, qui, dans des conditions favorables, est cependant la meilleure quand il s'agit de poser des dents isolées. On ne peut remplacer les molaires par des dents à pivot pour plusieurs raisons ; après qu'on a détruit la pulpe, les racines ne tiennent pas dans leurs cavités alvéolaires, la nature tendant toujours à les éliminer comme coprs étrangers. En outre, ces racines étant plates, on ne peut pas bien y fixer la nouvelle dent ; plusieurs autres raisons engagent à ne pas pratiquer cette opération sur les molaires. Il n'en est pas de même des racines des antérieures, qui, étant rondes, sont éliminées moins facilement de l'organisme que celles des molaires, et la cause en est peut-être dans l'organisation plus élevée de la membrane des racines de ces dents.

2o *Dents à ressorts ou à crochets.*

Si une personne a perdu plusieurs dents et entre autres des molaires, on peut facilement les fixer aux autres dents avec des crochets. On peut donc employer cette méthode quelquefois ; mais il faut l'appliquer selon les règles de l'art, sans cela elle pourrait causer des suites fâcheuses pour les dents et les parties voisines.

J'ai eu l'occasion, précisément en écrivant ces lignes, d'observer le cas suivant :

Un dentiste avait posé deux dents, et la plaque à laquelle elles étaient fixées se rattachait aux dents naturelles par quatre ou cinq crochets. Dans le nombre, il y avait deux incisives (celles-ci se fixent difficilement à cause de leur forme). La plaque s'adaptait tellement mal au palais et les crochets aux dents, que celles-ci étaient déplacées de leur position normale par les crochets là où elles étaient libres. En outre, la gencive était tellement comprimée par le collet de la dent que presque toutes les dents auxquelles tenaient l'appareil étaient ébranlées et vacillaient dans leurs alvéoles.

J'éclairai le malade sur sa position, et lui exposai que je ne pouvais pas lui construire un nouvel appareil sans procéder à un autre opération, et qu'il me fallait lui enlever, pour en mettre une autre, une dent, dont le sommet était tourné vers une autre, et qui vacillait tellement que sa racine s'était complètement détachée de la gencive. Le malade ne put s'y résoudre, et me dit qu'il conserverait ses deux dents artificielles jusqu'à ce que l'autre tombât d'elle-même ; il ne réfléchissait pas que la même chose pourrait arriver à ses autres dents. Ce n'est pas là le seul cas que j'ai observé dans ma clientèle.

Les appareils à crochets doivent pouvoir s'ôter facilement pour que le patient puisse toujours les tenir propres ; les crochets ne doivent pas trop serrer les dents, tout en les embrassant de près ; car, si tel est le cas, et si les crochets compriment trop la dent, la gencive peut s'enflammer et amener les suites que nous avons énumérées plus haut.

Remarquons encore que les dents, posées d'après cette méthode, ne tiennent pas aux dents naturelles avec leurs crochets, mais les soutiennent, au contraire, lorsqu'elles sont isolées et séparées de leurs voisines.

L'or dont on se sert pour ces dentiers doit être de bonne qualité ; on ne peut pas employer de l'or à 24 carats, qui est trop mou et trop peu élastique. Par contre, l'or à 20 carats pour les plaques supérieures, et à 21 carats pour les plaques inférieures, est tout juste assez flexible et pas assez élastique. Les crochets doivent être faits avec de l'or à 18 carats. Si l'or n'est pas assez fin, s'il n'a que 14-16 carats (or que la plupart des dentistes emploient), il s'oxyde sous l'influence des liquides de la bouche. Enfin, le platine peut aussi être employé avec avantage dans ce cas.

Lorsque toutes les dents ont été perdues ou seulement les supérieures, on les remplace par d'autres que les dentistes ont l'habitude de fixer avec des ressorts; mais elles incommodent celui qui les porte. C'est encore le génie américain qui nous a donné un moyen de poser, sans ressorts, des dents artificielles. Ce moyen, c'est la pression atmosphérique, le meilleur et le plus efficace pour fixer les dents au palais et à la gencive. Ce moyen présente le plus d'avantages lorsque la bouche est complètement dépourvue de dents. L'appareil, posé de cette manière, tient si bien qu'il faut même employer la force pour l'enlever. Un morceau de cuir mouillé, appliqué sur une pierre, y adhère avec une telle force que l'on peut soulever la pierre avec lui; le fait qui nous occupe reconnaît avec raison le même principe.

En appliquant ce procédé, il dépend tout à fait de l'habileté de l'opérateur d'adapter une plaque au palais qui exerce une pression uniforme sur toute la surface et exclut l'air. Si tel n'est pas le cas, la plaque ne tiendra pas ou elle incommodera considérablement le patient. J'ai déjà posé beaucoup d'appareils de ce genre; beaucoup de patients pouvaient déjà s'en servir vingt-quatre heures après, résultat qu'on n'obtient qu'après plusieurs mois et souvent pas du tout avec des dents posées d'après un autre procédé.

Si l'on veut employer la pression atmosphérique pour poser des dents artificielles, il faut que la résorption soit complète, c'est-à-dire que les cavités des dents arrachées soient tout à fait cicatrisées; ceci paraît nécessaire pour toutes les méthodes de prothèse dentaire, et spécialement pour le procédé dont nous parlons; car la gencive se modifie tellement ici que l'air, s'introduisant sous la plaque, lui ferait perdre son point d'appui. La résorption complète et la cicatrisation durent ordinairement de quatre à huit mois, et il vaut mieux ne pas porter pendant ce temps de dents artificielles, qui subissent tant de modifications qu'elles sont pour le patient aussi bien que pour le dentiste un sujet d'ennuis continuels.

Ces considérations doivent empêcher de poser des dents par-dessus les racines qui restent, non-seulement à cause des maladies de la gencive qui peuvent facilement survenir (car les racines que la nature tend à expulser s'élèvent et mettent obstacle à la pression de l'air), mais encore à cause de la mauvaise odeur qui augmente considérablement à cause des malpropretés qui se déposent sur les racines et qui sont empêchées par la plaque d'être enlevées par la langue et la salive. Les racines des molaires doivent toujours être extraites ; mais il n'en est pas de même de celles des incisives que l'on peut plomber jusqu'à leur sommet, ce qui empêche les restes d'aliments en décomposition de s'y amasser.

En outre, on peut employer la pression atmosphérique aussi bien pour des dents isolées que pour des râteliers, et c'est encore à cette méthode qu'il faut donner la préférence lorsqu'il s'agit de poser une seule dent.

A cet égard, on est arrivé, dans ces dernières années, à de grands perfectionnements, surtout dans l'Amérique du Nord, et je mentionnerai ici tout spécialement la découverte de M. *Hunter*. Ce dentiste réunit en une seule pièce des rangées entières de dents ; dans ces rangées, chaque dent tient à sa voisine par la gencive artificielle. Toute la masse est réunie à l'aide d'une plaque de platine, et remplit ainsi toutes les conditions de propreté et de beauté qu'on trouve dans la nature. Depuis quelque temps, on remplace aussi le métal par du caoutchouc vulcanisé comme support des dents artificielles, et, dans beaucoup de cas, avec succès ; mais cette innovation est trop récente pour qu'on puisse en dire le dernier mot.

On ne peut pas dire d'une manière précise laquelle de ces méthodes est la meilleure, et, dans chaque cas particulier, un dentiste habile choisira la méthode que son expérience lui fera préférer, sans perdre de vue le confort et la santé de son client. En suivant ces préceptes, le dentiste réussira toujours, à moins que la parcimonie ou la pauvreté du malade ne vienne s'opposer aux dépenses que nécessite la pose de ces dents, et, dans ces cas, l'obstacle ne dépend pas de lui. Un dentiste habile dans son art et qui l'exerce consciencieusement ne devra donc pas se laisser guider par les observations de ses malades quant au choix de la méthode et de la qualité des matériaux à employer ; le cas échéant, mieux vaut pour lui s'abtenir que d'agir contre sa conscience pour rendre à son malade un service éphémère et faire une tache à sa réputation et à son honneur.

Il se présente souvent aux praticiens des cas dans lesquels les dents artificielles ont endommagé, par leurs crochets, les dents saines et naturelles qui deviennent la proie de la carie ou qui s'ébranlent au point qu'elles tombent d'elles-mêmes ou que leur extraction est nécessaire. Un nouvel appareil est posé, toujours avec le même résultat, mais au grand profit de l'opérateur, et ainsi de suite jusqu'à l'infini. Et comme preuve, demandez à tous ceux qui portent des dents fausses, et vous verrez que je n'exagère nullement. Quoiqu'on puisse employer des dents à crochets, qui n'endommagent en rien les dents auxquelles elles sont fixées et qui peuvent être ôtées à volonté, pour ma part je recommande toujours à mes clients, quand c'est possible, les plaques à air, dont l'emploi est exempt de tout inconvénient, parce qu'elles n'ont aucun point de contact avec les dents natu-relles et sont plus commodes que les dents à ressorts ou à cro-chets.

Qu'on me permette une dernière observation. Toutes les per-sonnes auxquelles on pose un dentier artificiel ne doivent se trouver satisfaites que lorsqu'il est d'un emploi facile et com-mode, et on pourra toujours exiger ces avantages si l'on s'adresse à un dentiste habile et intelligent. Celui-ci posera à ses clients des dents qui ressembleront tellement à des dents naturelles qu'ils croiront avoir retrouvé celles qu'ils ont perdues ; et ces dents artificielles ne demanderont d'autres soins que ceux jadis nécessaires à leurs dents naturelles, c'est-à-dire des soins de pro-preté.

Imprimerie de Georges KUGELMANN, rue Grange-Batelière, 13.

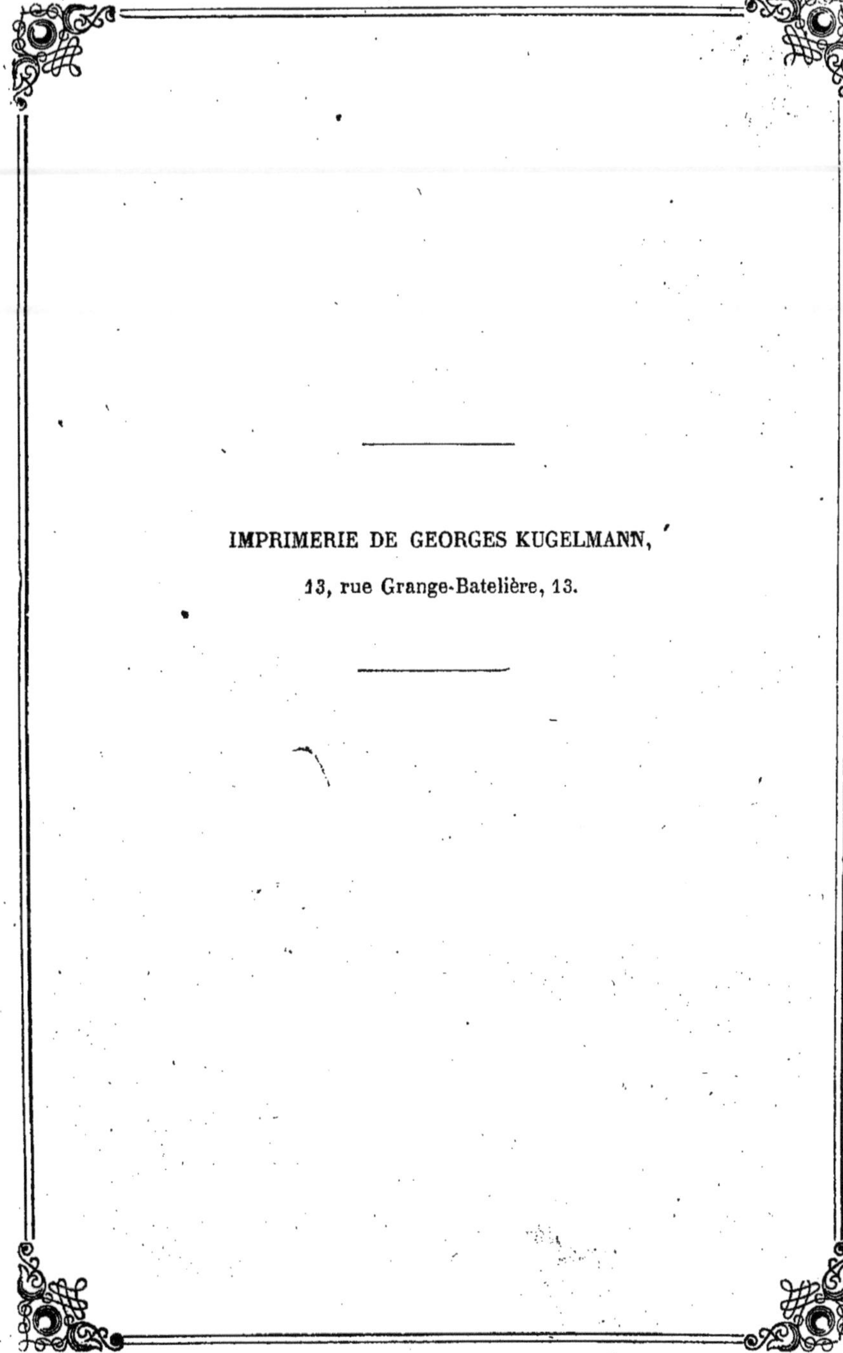

IMPRIMERIE DE GEORGES KUGELMANN,

13, rue Grange-Batelière, 13.

www.ingramcontent.com/pod-product-compliance
Ingram Content Group UK Ltd.
Pitfield, Milton Keynes, MK11 3LW, UK
UKHW022247120726
13694UKWH00003B/993